KB260734

医美观光服务中国语

의료관광서비스중국어

임소영·유선영·임태현·양우사 공저

제이앤씨
Publishing Company

최근 중국 여행객이 폭발적으로 증가하며, 취업 현장에서 중국어 전공자들의 수요가 급격히 늘고 있습니다. 그럼에도 학생들은 중국어를 몇 년간 학습하여도 학교에서 배운 내용을 현장에서 잘 활용하지 못하고, 취업 현장에서는 중국어 전문 인력을 구하기 힘든 것이 현실입니다. 또한 시중에는 여러 중국어회화교재가 있지만, 대학에서는 중국어 능력 향상과 취업현장에 바로 적용될 수 있는 적합한 교재가 부족해서, 취업이 코앞에 다가온 졸업학기에 회화 교재내용 이외에 취업 상황을 설정하여, 취업 관련 회화 연습을 시키곤 했습니다.

중국어 관련 학과 졸업학생들의 취업처는 다양하지만, 주로 여행, 호텔, 면세점 그리고 새롭게 떠오르는 의료관광관련 업종에 취업하고 있습니다. 본 교재에서는 학생들의 취업직군에 맞춘 상황을 설정하여, 실제 현장에서 바로 사용이 가능한 중국어회화로 그 내용을 구성하였습니다. 본 교재의 주요내용으로는 여행업과 호텔업종 취업과 관련하여 공항 및 호텔, 식음료 서비스 중국어, 의료관광과 관련하여 의료 및 성형 서비스 중국어, 그리고 면세점 취업과 관련하여 쇼핑 서비스 중국어 등 크게 여섯 개 단원으로 구성하였습니다.

본 교재는 대학교재로도 사용할 수 있지만, 취업을 준비하며 자습하는 학생들을 위해서도 유용할 수 있도록 취업현장에서 사용될 수 있는 내용들을 풍부히 다루었습니다. 또한 학생들은 생동감 있는 내용학습으로 취업을 준비함과 동시에, 교재 구성에 있어 중국어 능력을 향상시킬 수 있도록 한어병음과 본문의 내용을 분리하고 다양한 연습문제를 적용하였습니다.

아무쪼록 중국어 기본 과정을 학습한 학생들이 본 교재를 이용하여 중국어 능력이 향상되고 취업 현장에서 유용한 자습서로서 사용되기를 바라며, 본 원고에 생명력을 불어넣어 완성도 높은 교재가 될 수 있도록 예쁜 옷을 입혀주신 제이앤씨 출판사에 감사의 인사를 드립니다.

임소영, 유선영, 임태현, 양우사

1 본문과 한어병음을 분리하여, 초중급단계의 학생들이 중국어 문장을 읽을 때 한어병음을 보고 읽는 습관을 교정하는데 도움이 되도록 하였다.

2 중국어문장은 원래 단어마다의 띄어쓰기가 없지만, 교재 본문의 1,2 단원은 띄어쓰기를 적용하여, 초중급 단계의 학습자들이 중국어문장을 이해하고 해석하는 데 적응하기 쉽도록 유도하였다. 해석은 부록에 넣어 학생 스스로 해석을 연습하고 필요시 참고하도록 구성하였다. 또한 본문 사이에 간격을 넓게 편집하여 학생들의 의문사항을 필기하는데 도움을 주도록 편집하였다.

3 본문 앞에 주요구문을 구성하여, 단원의 주요내용을 숙지하고, 취업현장에서 편리하게 사용할 수 있도록 구성하였다.

4 본문의 단어를 단어집 형태로 따로 때내어 교재 뒤편에 배치함으로서 학습자가 본문과 단어를 학습하는데 보다 편리할 수 있도록 편집하였다.

5 연습문제에서 HSK 준비와 회화연습에 도움이 될 수 있도록 다양하게 구성하였다.

6 연습문제는 교재 뒤편에 워크북 형태로 구성하여 수업시간 이외에 과제물로도 제출할 수 있도록 편집하였다.

旅游服务

여행 서비스

01

我简单地介绍一下儿这次的行程安排。

Wǒ jiǎndān de jièshào yíxiàr zhè cì de xíngchéng ānpái.

간단히 이번 여행스케줄을 소개하겠습니다.

02

我们把行程稍微改一下。

Wǒmen bǎ xíngchéng shāowéi gǎi yīxià.

우리들의 여행일정을 조금 바꿨습니다.

03

最后一天的午餐请自理。

Zuìhòu yìtiān de wǔcān qǐng zìlǐ.

마지막 날 점심은 각자 스스로 알아서 해결하여야 합니다.

04

在您的左手边就是贯穿首尔市的汉江.

Zài nín de zuǒshǒu biān jiùshì guànchuān shǒu'ěr shì de hànjiāng.

당신의 왼쪽에 있는 한강이 서울을 가로지르고 있습니다.

05

请拿好自己的行李。

Qǐng ná hǎo zìjǐ de xíngli.

자신의 짐들을 잘 챙기시기 바랍니다.

06

请大家对一下时间。

Qǐng dàjiā duì yíxià shíjiān.

모두들 시간을 맞추어보세요.

07

请大家遵守时间。

Qǐng dàjiā zūnshǒu shíjiān.

모두들 시간을 준수하시기 바랍니다.

08

我给大家示范一下。

Wǒ gěi dàjiā shìfàn yíxià.

제가 여러분께 시범을 보여드리겠습니다.

09

人都到齐了吗？

Rén dōu dàoqí le ma?

사람들은 모두 모였습니까?

10 我们的行程很满，所以没有办法安排。

Wǒmen de xíngchéng hěn mǎn, suǒyǐ méiyǒu bànfǎ ānpái.
우리의 여정이 매우 느리므로, 스케줄대로 할 수가 없습니다.

11 现在我们所处的位置是景福宫。

Xiànzài wǒmen suǒ chǔ de wèizhì shì Jǐngfúgōng.
지금 우리가 위치하고 있는 곳은 경복궁 입니다.

12 时间有点赶，所以请大家走快一点，跟上我。

Shíjiān yǒudiǎn gǎn, suǒyǐ qǐng dàjiā zǒu kuài yìdiǎn, gēnshàng wǒ.
조금 시간이 급하니, 여러분 모두 저를 따라 빨리 이동하시기 바랍니다.

13 这里基本上每家店都有专门的中文导购。

Zhèli jīběnshàng měi jiā diàn dōu yǒu zhuānmén de zhōngwén dǎogòu.
여기에는 기본적으로 모든 상점에 전문적인 중국어 쇼핑 도우미가 있습니다.

14 请大家注意一下时间。

Qǐng dàjiā zhùyì yíxià shíjiān.
모두들 시간에 유의하시기 바랍니다.

15 这里人潮拥挤，大家要小心钱包。

Zhèli réncháo yǒngjǐ, dàjiā yào xiǎoxīn qiánbāo.
이곳은 소매치기가 있으니 모두들 지갑을 조심하시기 바랍니다.

16 请大家把握这次的购物机会。

Qǐng dàjiā bǎwò zhè cì de gòuwù jīhuì.
모두들 이번 쇼핑 기회를 잘 활용하시기 바랍니다.

17 我带您去失物招领处看看。

Wǒ dài nín qù shīwù zhāolǐng chù kànkan.
제가 당신을 분실물 센터로 안내할 테니 거기서 찾아보세요.

18 加急件一般一两天就可以了 。

Jiā jí jiàn yìbān yì liǎng tiān jiù kěyǐ le.
급한 문건은 하루 이틀이면 곧 될 것입니다.

19

大家都到了，就差您一个人了。

Dàjiā dōu dàole, jiù chà nín yíge rén le.
모두 도착했는데, 당신 한 사람만 빠졌었습니다.

20

您旁边还有什么大的建筑物或商店吗？

Nín pángbiān hái yǒu shénme dà de jiànzhùwù huò shāngdiàn ma?
당신 근처에 무슨 큰 건물이나 상점이 있습니까?

21

您就留在原地别动，我过去找您。

Nín jiù liú zài yuán dì bié dòng, wǒ guòqu zhǎo nín.
원래 자리에 움직이지 말고 그냥 계세요, 제가 당신을 찾으러 가겠습니다.

22

演出过程中不能拍照。

Yǎnchū guòchéng zhōng bùnéng pāizhào.
공연하는 동안 사진을 찍을 수 없습니다.

23

请您快点把烟掐了。

Qǐng nín kuài diǎn bǎ yān qiāle.
담배를 서둘러 꺼 주시기 바랍니다.

24

请您多多配合韩国的政策。

Qǐng nín duōduō pèihé Hánguó de zhèngcè.
한국의 정책에 협력해 주시기 바랍니다.

25

如果您随便脱团行动，我们无法保障您的安全。

Rúguǒ nín suíbiàn tuō tuán xíngdòng, wǒmen wúfǎ bǎozhàng nín de ānquán.
만약 당신이 팀을 마음대로 이탈하는 행동을 한다면, 우리들도 당신의 안전을 보장할 수 없습니다.

1

导游： 大家好！欢迎各位到韩国来旅游。我先自我介绍一下，我叫金圣民，金是黄金的金，圣是神圣的圣，民是人民的民。大家叫我小金就可以了。接下来，我简单地介绍一下儿这次的行程安排。我们待会儿先进饭店，稍做休息，然后就带大家去晚餐。

导游： 因为天气预报说明天会下雨，所以我们把行程稍微改一下。明天咱们先去东大门和乐天世界玩，因为它们都是在室内，不怕下雨。

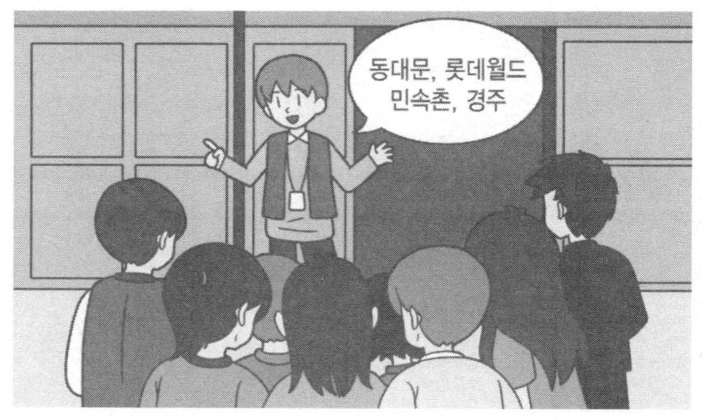

①

Dǎoyóu:　Dàjiā hǎo! Huānyíng gèwèi dào Hánguó lái lǚyóu. Wǒ xiān zìwǒ jièshào yíxià, wǒ jiào Jīng Shèng Míng, jīn shì huángjīn de jīn, shèng shì shénshèng de shèng, mín shì rénmín de mín. Dàjiā jiào wǒ xiǎojīn jiù kěyǐ le. Jiē xialai, wǒ jiǎndān de jièshào yíxiàr zhè cì de xíngchéng ānpái. Wǒmen dài huìr xiānjìn fàndiàn, shāo zuò xiūxí, ránhòu jiù dài dàjiā qù wǎncān.

Dǎoyóu:　Yīnwèi tiānqì yùbào shuō míngtiān huì xiàyǔ, suǒyǐ wǒmen bǎ xíngchéng shāowēi gǎi yíxià. Míngtiān zánmen xiān qù Dōngdàmén hé Lètiān Shìjiè wán, yīnwèi tāmen dōu shì zài shìnèi, búpà xiàyǔ.

导游： 然后后天再去民俗村和爱宝乐园玩儿。大后天我们将
乘坐旅游大巴到庆州，行车时间大概4个小时左右。
我们在庆州过两夜，然后再回到首尔市进行市内观光。

导游： 最后一天，因为是下午两点的班机，所以我们早上会
有半天的自由活动时间，大家可以在明洞逛逛，
买买东西。因为是自由活动，所以最后一天的午餐请
自理。大家都清楚了吗？

客人： 导游，待会儿我们在饭店可以休息多久？

导游： 你们放好行李，大概可以休息个30分钟左右。好了，
现在大家可以观赏一下窗外的风景。累了的话，
也可以闭目养神，小睡一下，到了我会叫大家的。

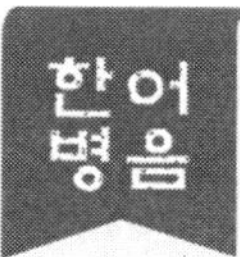

Dǎoyóu: Ránhòu hòutiān zài qù Mínsúcūn hé Ài bǎo Lèyuán wánr. Dàhòutiān wǒmen jiāng chéngzuò lǚyóu dàbā dào Qìng zhōu, xíngchē shíjiān dàgài 4 ge xiǎoshí zuǒyòu. Wǒmen zài Qìngzhōu guò liǎng yè, ránhòu zài huí dào Shǒu'ěrshì jìnxing shìnèi guānguāng.

Dǎoyóu: Zuìhòu yìtiān, yīnwèi shì xiàwǔ liǎng diǎn de bānjī, suǒyǐ wǒmen zǎoshang huì yǒu bàntiān de zìyóu huódòng shíjiān, dàjiā kěyǐ zài Míngdòng guàngguang, mǎimai dōngxī. Yīnwèi shì zìyóu huódòng, suǒyǐ zuìhòu yìtiān de wǔcān qǐng zìlǐ. Dàjiā dōu qīngchu le ma?

Kèrén: Dǎoyóu, dài huìr wǒmen zài fàndiàn kěyǐ xiūxí duōjiǔ?

Dǎoyóu: Nǐmen fàng hǎo xínglǐ, dàgài kěyǐ xiūxi ge 30 fēnzhōng zuǒyòu. Hǎo le, xiànzài dàjiā kěyǐ guānshǎng yixià chuāngwài de fēngjǐng. Lèi le dehuà, yě kěyǐ bìmù yǎngshén, xiǎo shuì yíxià, dàole wǒ huì jiào dàjiā de.

❀ ❀ ❀ ❀ ❀ ❀ ❀

导游： 好了，大家请醒来，我们已经进入首尔市内了。在您的左手边就是贯穿首尔市的汉江，是韩国第四大河川，全长514公里，把首尔市分为江南和江北。大家都听过鸟叔的'江南style'吧？江南地区有着韩国最繁华的商业区和最昂贵的住宅区。韩国有三分之一以上的人口生活在汉江流域。汉江上共有25座大桥，创造了许多迷人的景色。明天晚上我们会安排大家坐游船欣赏汉江两岸美丽的夜景。再10分钟就可以到达我们下榻的饭店了，请大家准备一下。

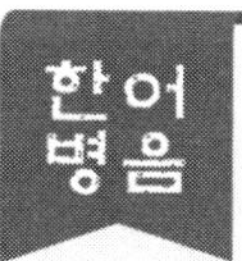

Dǎoyóu: Hǎole, dàjiā qǐng xǐnglai, wǒmen yǐjīng jìnrù Shǒu'ěr shì nèi le. Zài nín de zuǒshǒu biān jiùshì guànchuān Shǒu'ěr shì de Hànjiāng, shì Hánguó dì sì dà héchuān, quán cháng 514 gōnglǐ, bǎ Shǒu'ěr shì fēnwéi jiāngnán hé jiāngběi. Dàjiā dōu tīngguò Niǎoshū de 'jiāngnán style' ba? Jiāngnán dìqū yǒuzhe Hánguó zuì fánhuá de shāngyè qū hé zuì ángguì de zhùzhái qū. Hánguó yǒu sān fēn zhī yī yǐshàng de rénkǒu shēnghuó zài Hànjiāng liúyù. Hànjiāng shàng gòngyǒu 25 zuò dàqiáo, chuàngzào le xǔduō mírén de jǐngsè. Míngtiān wǎnshang wǒmen huì ānpái dàjiā zuò yóuchuán xīnshǎng Hànjiāng liǎng'àn měilì de yèjǐng. Zài 10 fēnzhōng jiù kěyǐ dàodá wǒmen xiàtà de fàndiàn le, qǐng dàjiā zhǔnbèi yíxià.

导游： 饭店到了，请大家下车，请拿好自己的行李。

我先去柜台办理住宿手续，请大家在大厅等候一下。

导游： 按照分房表，两人一室， 听到名字后，请出来拿房卡
和早餐券。麻烦领队出来帮我一下好吗？

客人： 早餐在哪儿吃啊？

导游： 在二楼的餐厅，7点就可以开始用餐了。现在是韩国时
间5点25分，请大家对一下时间。稍做休息后，6点在
一楼大厅集合，请大家遵守时间。

导游： 还有，请注意，客房的电视节目有些是收费频道，
费用得自付，请在选择频道时要多加注意。

客人： 我们要打国际电话回中国，客房里的电话可以打吗？

导游： 可以的，您只要先拨零，就可以转接到外线，听到提
示音以后，就可以开始拨号。但是饭店的国际长途一
般很贵，您最好长话短说。

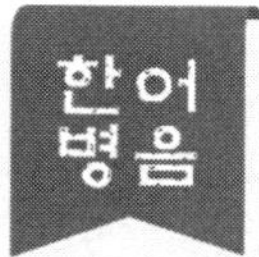

Dǎoyóu: Fàndiàn dào le, qǐng dàjiā xià chē, qǐng ná hǎo zìjǐ de xíngli. Wǒ xiān qù guìtái bànlǐ zhùsù shǒuxù, qǐng dàjiā zài dàtīng děnghòu yíxià.

Dǎoyóu: Ànzhào fēn fáng biǎo, liǎng rén yí shì, tīngdào míngzi hòu, qǐng chūlai ná fángkǎ hé zǎocānquàn. Máfan lǐngduì chūlai bāng wǒ yíxià hǎo ma?

Kèrén: Zǎocān zài nǎr chī a?

Dǎoyóu: Zài èr lóu de cāntīng, 7 diǎn jiù kěyǐ kāishǐ yòngcān le. Xiànzài shì Hánguó shíjiān 5 diǎn 25 fēn, qǐng dàjiā duì yíxià shíjiān. Shāo zuò xiūxi hòu, 6 diǎn zài yī lóu dàtīng jíhé, qǐng dàjiā zūnshǒu shíjiān.

Dǎoyóu: Hái yǒu, qǐng zhùyì, kèfáng de diànshì jiémù yǒuxiē shì shōufèi píndào, fèiyòng děi zì fù, qǐng zài xuǎnzé píndào shí yào duō jiā zhùyì.

Kèrén: Wǒmen yào dǎ guójì diànhuà huí Zhōngguó, kèfáng li de diànhuà kěyǐ dǎ ma?

Dǎoyóu: Kěyǐ de, nín zhǐyào xiān bō líng, jiù kěyǐ zhuǎnjiē dào wàixiàn, tīngdào tíshì yīn yǐhòu, jiù kěyǐ kāishǐ bōhào. Dànshì fàndiàn de guójì chángtú yìbān hěn guì, nín zuì hǎo cháng huà duǎn shuō.

2

导游： 关于三餐的安排，如果我们当天住的是四花饭店，

我们就在饭店里吃西式自助早餐。如果住的是度假村，

我们就在外面吃早餐。这几天，除了会安排一些韩国

风味餐让大家品尝韩式口味，也会安排一些中餐，

免得大家因为吃不惯韩国菜而饿肚子。今晚为大家安

排的是传统的韩国烤肉。上炕时，請脱掉鞋子，

把鞋子放在鞋柜上，然后四个人坐一桌。

客人： 哇！这个怎么坐啊？

导游： 韩国传统喜欢席地而坐，请大家在桌底下拿个垫子出来，

像我这样盘腿坐。

客人： 坐这样吃饭真不习惯，腰酸腿麻的。

导游： 是的，大部分的中国观光客都不太习惯，但是入境随

俗嘛，今天特别安排让大家体验一下韩国的饮食文化，

我们也有餐厅是坐椅子的，请大家放心。

客人： 这烤肉怎么吃啊？给这么多青菜叶子是干什么用的？

2

Dǎoyóu: Guānyú sān cān de ānpái, rúguǒ wǒmen dàngtiān zhù de shì sì huā fàndiàn, wǒmen jiù zài fàndiàn li chī xīshì zìzhù zǎocān. Rúguǒ zhù de shì dùjiàcūn, wǒmen jiù zài wàimiàn chī zǎocān. Zhè jǐ tiān, chúle huì ānpái yìxiē Hánguó fēngwèi cān ràng dàjiā pǐncháng Hánshì kǒuwèi, yě huì ānpái yìxiē zhōngcān, miǎnde dàjiā yīnwèi chī bú guàn Hánguó cài ér è dùzi. Jīnwǎn wèi dàjiā ānpái de shì chuántǒng de Hánguó kǎoròu. Shàngkàng shí, qǐng tuō diào xiézi, bǎ xiézi fàng zài xiéguì shang, ránhòu sì ge rén zuò yì zhuō.

Kèrén: Wa! Zhège zěnme zuò a?

Dǎoyóu: Hánguó chuántǒng xǐhuan xídì'érzuò, qǐng dàjiā zài zhuō dǐxia ná ge diànzǐ chūlai, xiàng wǒ zhèyàng pántuǐ zuò.

Kèrén: Zuò zhèyàng chīfàn zhēn bù xíguàn, yāo suān tuǐ má de.

Dǎoyóu: Shì de, dàbùfen de Zhōngguó guānguāng kè dōu bú tài xíguàn, dànshì rùjìngsuísú ma, jīntiān tèbié ānpái ràng dàjiā tǐyàn yíxià Hánguó de yǐnshí wénhuà, wǒmen yěyǒu cāntīng shì zuò yǐzi de, qǐng dàjiā fàngxīn.

Kèrén: Zhè kǎoròu zěnme chī a? Gěi zhème duō qīngcài yèzi shì gàn shénme yòng de?

导游： 韩国人吃烤肉，喜欢包菜叶子一起吃。我给大家示范一下，请拿一两片菜叶，把烤好的肉沾些酱汁或豆瓣酱放在葉子上面，可以依个人喜好，加上蒜片、辣椒段或葱丝，包起来，一口吃进去，这样会比较好吃。

客人： 包起来这么大，一口怎么吃得进去？

导游： 所以不要包太大，叶子太大，可以撕成两半用。如果用咬的，东西容易掉出来，而且酱料吃起来也不完整，味道比较差。

客人： 这次旅行，还安排了什麼韩国风味餐？

导游： 除了今天的韩国烤肉，还有韩国火锅、参鸡汤、石锅拌饭、韩式自助餐、排骨汤、鲍鱼粥等等。

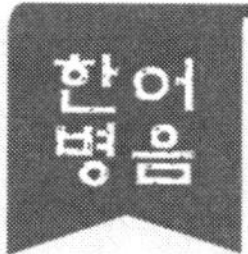

Dǎoyóu: Hánguórén chī kǎoròu, xǐhuan bāo cài yèzi yìqǐ chī. Wǒ gěi dàjiā shìfàn yíxià, qǐng ná yì liǎng piàn càiyè, bǎ kǎo hǎo de ròu zhān xiē jiàngzhī huò dòubànjiàng fàng zài yèzi shàngmiàn, kěyǐ yī gèrén xǐhào, jiā shàng suànpiàn, làjiāoduàn huò cōngsī, bāo qǐlai, yìkǒu chī jinqu, zhèyàng huì bǐjiào hào chī.

Kèrén: Bāo qǐlai zhème dà, yìkǒu zěnme chī de jìnqu?

Dǎoyóu: . Suǒyǐ búyào bāo tài dà, yèzi tài dà, kěyǐ sī chéng liǎng bàn yòng. Rúguǒ yòng yǎo de, dōngxi róngyì diào chulai, érqiě jiàng liào chī qǐlai yě bù wánzhěng, wèidào bǐjiào chà.

Kèrén: Zhè cì lǚxíng, hái ānpái le shénme Hánguó fēngwèicān?

Dǎoyóu: Chúle jīntiān de Hánguó kǎoròu, hái yǒu Hánguó huǒguō, shēnjītāng, shíguōbànfàn, hánshì zìzhùcān, páigǔtāng, bàoyúzhōu děngděng.

❀❀❀❀❀❀❀❀

导游： 大家都吃好了吗？吃好了的话，我们就回饭店休息。

客人： 导游，我有点儿发烧、头疼，你这儿有退烧药或感冒药吗？

导游： 我没有，但是这附近有药房，待会儿我可以带您去买。

导游： 坐了一天的飞机和车子，大家一定累了。为了这几天的行程，请大家今晚要好好儿休息，养精蓄锐。我已经让柜台为大家设定6点半的叫醒服务电话，请大家准时起床。咱们明天八点在大厅集合上车。团体行动，请大家一定要遵守时间。大家晚安，明天见。

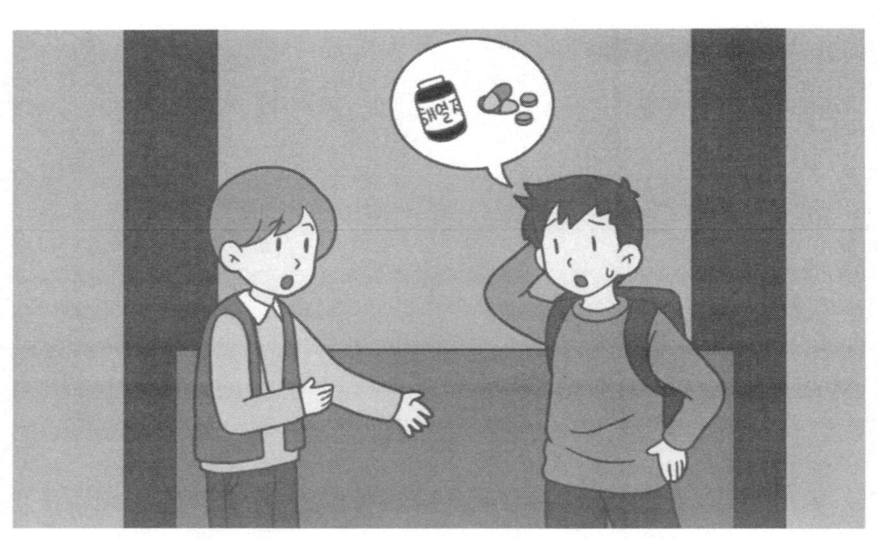

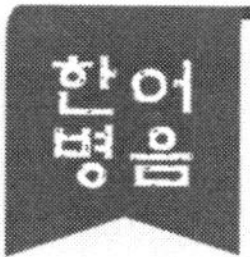

<table>
<tr><td>Dǎoyóu:</td><td>Dàjiā dōu chī hǎole ma? Chī hǎole dehuà, wǒmen jiù huí fàndiàn xiūxi.</td></tr>
<tr><td>Kèrén:</td><td>Dǎoyóu, wǒ yǒudiǎr fāshāo, tóuténg, nǐ zhèr yǒu tuìshāo yào huò gǎnmào yào ma?</td></tr>
<tr><td>Dǎoyóu:</td><td>Wǒ méiyǒu, dànshì zhè fùjìn yǒu yàofáng, dài huìr wǒ kěyǐ dài nín qù mǎi.</td></tr>
<tr><td>Dǎoyóu:</td><td>Zuò le yītiān de fēijī hé chēzi, dàjiā yídìng lèi le. Wèile zhèjǐtiān de xíngchéng, qǐng dàjiā jīnwǎn yào hǎohāor xiūxi, yǎng jīng xù ruì. Wǒ yǐjing ràng guìtái wéi dàjiā shè dìng 6 diǎn bàn de jiào xǐng fúwù diànhuà, qǐng dàjiā zhǔnshí qǐchuáng. Zánmen míngtiān bā diǎn zài dàtīng jíhé shàng chē. Tuántǐ xíngdòng, qǐng dàjiā yídìng yào zūnshǒu shíjiān. Dàjiā wǎn'ān, míngtiān jiàn.</td></tr>
</table>

□□	天气预报	tiānqìyùbào	명사	일기 예보. 기상 예보
□□	频道	píndào	명사 | 전기	채널(channel)
□□	稍微	shāowēi	부사	조금. 약간. 다소
□□	转接	zhuǎnjiē	동사	(전화를) 접속하다.
□□	自理	zìlǐ	동사	스스로 부담하다. 스스로 처리하다.
□□	外线	wàixiàn	명사	(전화의) 외선
□□	观赏	guānshǎng	동사	관상하다. 감상하다. 보고 즐기다.
□□	提示音	tíshìyīn	명사	신호음.
□□	闭目养神	bìmùyǎngshén	성어	눈을 감고 정신을 가다듬다.
□□	长话短说	chánghuàduǎnshuō	성어	긴 이야기를 간략하게 말하다.
□□	贯穿	guànchuān	동사	꿰뚫다. 관통하다.
□□	上炕	shàngkàng	동사	온돌에 올라가다.
□□	繁华	fánhuá	형용사	(도시·거리가) 번화하다.
□□	席地而坐	xídì'érzuò	성어	땅바닥에 앉다.
□□	昂贵	ángguì	형용사	비싸다.
□□	盘腿	pántuǐ	동사	책상다리를 하다. 가부좌[양반다리] 하다
□□	流域	liúyù	명사 | 지리	유역.
□□	入境随俗	rùjìngsuísú	성어	고을에 들어가면 고을 풍습을 따르라.
□□	迷人	mírén	동사	사람을 홀리다[미혹시키다], 매력적이다. 매혹적이다. 황홀하다.
□□	分房表	fēnfángbiǎo	명사	입실명단(Rooming List)
□□	养精蓄锐	yǎngjīngxùruì	성어	(유사시에 대비하여) 정기를 기르고 예기(銳氣)를 축적하다.
□□	遵守	zūnshǒu	동사	(규정 등을) 준수하다. 지키다.
□□	药房	yàofáng	명사	약방. 약국.
□□	下榻	xiàtà	동사 | 문어	(여관·호텔 등에) 투숙하다.
□□	准时	zhǔnshí	부사	정시에. 제때에

1 → 我们待会儿先进饭店，稍做休息，**然后**就带大家去晚餐。

'然后'는 '그리고 나서' '연후에'의 의미로 동작의 선후를 나타내면서 앞 절과 뒷 절을 잇는 접속사이다. 대개 '先~然后(再)…'의 문형으로 '먼저 ~하고 그리고 나서 …한다'라는 연속적으로 일어나는 동작이나 행위, 사건에 대한 순서를 서술한다. 한편, '后来'는 '그 후에, 나중에'의 의미로 '어떤 시간 이후의 시간'을 나타내는데, 과거에 이미 발생한 일에만 사용할 수 있다.

❶ 我们先听一听大家的意见，然后做进一步的计划。

❷ 大家先谈谈情况，然后我们具体分析分析。

❸ 他去年12月来过一封信，后来就没有来过信。

❹ 听说，她后来嫁给一个美国人了。

2 → 您**只要**先拨零，就可以转接到外线，〜

'只要'는 ' — 하기만 하면'의 의미로 충분조건을 나타내는 접속사이다. 대개 부사 '就', '便' 등과 함께 쓰이는데, 이 외에 다른 조건이 있을 수 있다. 반면, '只有'는 '오직 — 해야만 — 한다'의 의미로 반드시 이 조건이 충족되어야만 어떤 결과가 있음의 단독 필수 조건을 나타내며 대개 부사 '才'와 호응하여 쓰인다.

❶ 只要努力学习，汉语水平就一定能提高。

❷ 只要有机会，我就练习说汉语。

❸ 只有你去叫他，他才会来。

❹ 只有看这本书才能学到正确的汉语。

③ 关于三餐的安排，如果我们当天住的是四花级酒店，
我们就在酒店里吃西式自助早餐。

'关于'는 '－에 관하여'의 의미로 주로 '범위'를 강조하며 관계된 사물을 소개한다. 한편, '对于'는 '－에 대하여'의 의미로 주로 '대상'을 강조하여 동작의 직접적인 대상이 되는 사물을 나타낸다. 범위나 대상을 함께 나타내는 경우는 '关于'나 '对于'를 모두 쓸 수도 있다. 이 외에 표제로 사용되는 경우 '关于'는 단독으로 가능하나 '对于'는 명사의 한정어로 쓰일 때만 가능하고, '关于'는 주어 앞에만 사용되는 것에 반해 '对于'는 주어 앞, 뒤의 사용이 모두 가능하다.

❶ 关于我们的学习方法，老师说有很多毛病。

❷ 对于这件事，我们一定要采取积极的态度。

❸ <关于环境问题> / <对于现代的环境问题>

❹ 中国人民对于加入WTO这个问题都非常关心。

④ 免得大家因为吃不惯韩国菜而饿肚子。

'而'은 '목적이나 원인, 근거, 방식, 상태' 등을 나타내는 성분을 동사에 연결시키는 역할을 하는 접속사인데, 본문에서는 원인을 나타내는 '因为'와 '饿肚子'를 연결시켜 '한국 음식이 안 맞아서 배가 고플까봐'로 해석한다. 이 외에 형용사(구)나 동사(구)를 연결하여 상호 보충하는 작용을 하기도 하고, '그러나'의 의미로 단어나 구, 분절을 연결하여 '전환'의 의미를 나타내기도 한다.

❶ 你决不能因为拿到第一名而骄傲起来。

❷ 怎样为理想而奋斗？

❸ 这家百货大楼卖的东西价廉而物美。

❹ 他的成绩一向很好，而在期中考试中却有一门不及格。

5 ➡ 上炕时，请拖**掉**鞋子，⌣。

‘掉’가 동사 ‘拖’뒤에서 결과보어로 쓰여 ‘제거, 박탈’의 의미를 나타낸다. ‘掉’가 자동사 뒤에 쓰이면 ‘떠남’의 의미를 나타내기도 한다.

❶ 要扔掉的东西却舍不得扔，怎么办？

❷ 把剩菜都吃掉吧。

❸ 他死掉后，大家痛苦不已。

❹ 一个接着一个走掉。

1

导游： 人都到齐了吗？请看看您的前后左右，还有谁没来？

客人： 导游，张小丽还没来。

导游： 她去哪儿了？

客人： 她说要去上卫生间，待会儿就来。

导游： 好，那我们等她一下。

张小丽： 对不起，我来晚了。

导游： 没事儿，请上车。现在人都到齐了，车要开了，请系好安全带。如果您会晕车的话，座位前面都有呕吐袋，大家可以利用。

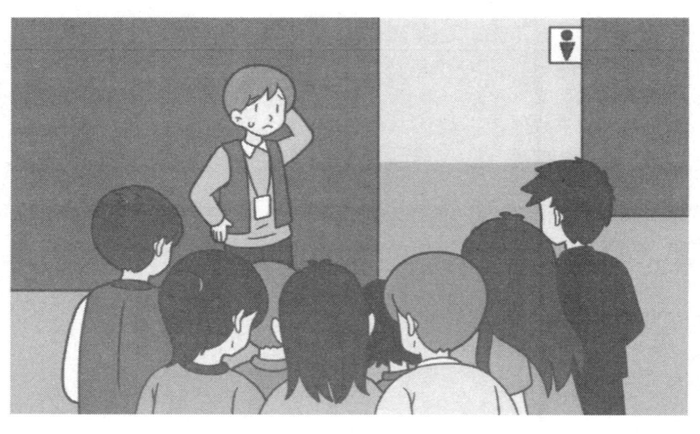

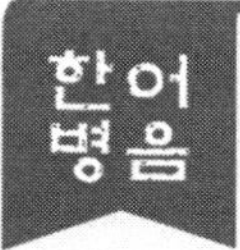

1

Dǎoyóu:	Rén dōu dào qí le ma? Qǐng kànkan nín de qiánhòu zuǒyòu, hái yǒu shuí méi lái?
Kèrén:	Dǎoyóu, zhāngxiǎolì hái méi lái.
Dǎoyóu:	Tā qù nǎr le?
Kèrén:	Tā shuō yào qù shàng wèishēngjiān, dāihuìr jiù lái.
Dǎoyóu:	Hǎo, nà wǒmen děng tā yíxià.
Zhāngxiǎolì:	Duìbuqǐ, wǒ lái wǎn le.
Dǎoyóu:	Méishìr, qǐng shàng chē. Xiànzài rén dōu dào qí le, chē yào kāile, qǐng jì hǎo ānquándài. Rúguǒ nín huì yùnchē dehuà, zuòwèi qiánmiàn dōu yǒu ǒutù dài, dàjiā kěyǐ lìyòng.

✽ ✽ ✽ ✽ ✽ ✽ ✽

导游： 我们现在是在前往景福宫的路上，这里是光化门广场，在我们的左手边所看到的雕像是朝鲜时代抗日民族英雄李舜臣将军，他发明了一种铁甲龟船，打败了日本人。右手边是教保大楼，里面地下室有韩国最大的书店"教保文库"。接下来，我们左手边看到坐在椅子上的是世宗大王的雕像。世宗大王最伟大的地方，就是为韩民族创造了韩文。

客人： 导游，我们今天可以去参观一下教保文库吗？

导游： 很抱歉，我们的行程很满，所以没有办法安排。

导游： 好了，各位，我们已经到达目的地了，请大家下车。

导游： 各位，现在我们所处的位置是景福宫，这里我们将参观一个小时，然后我们得出发到下一个景点。时间有点赶，所以请大家走快一点，跟上我。队伍请不要拉得太长。

客人： 导游，我想上个洗手间。

导游： 好的，想上洗手间的，请跟我来。不想上的人，请在这里稍等一下。对了，在等待的时间里，你们可以租件传统的韩服照张相，作为纪念。

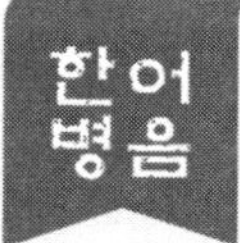

Dǎoyóu: Wǒmen xiànzài shì zài qiánwǎng Jǐngfúgōng de lùshàng, zhèlǐ shì Guānghuàmén guǎngchǎng, zài wǒmen de zuǒshǒu biān suǒ kàn dào de diāoxiàng shì cháoxiǎn shídài kàngrì mínzú yīngxióng Lǐshùnchén jiāngjūn, tā fāmíng le yì zhǒng tiějiǎ guī chuán, dǎbài le Rìběnrén. Yòushǒu biān shì Jiàobǎodàlóu, lǐmiàn dìxiàshì yǒu Hánguó zuìdà de shūdiàn "Jiàobǎowénkù". Jiēxiàlai, wǒmen zuǒshǒu biān kàn dào zuò zài yǐzi shàng de shì Shìzōng dàwáng de diāoxiàng. Shìzōng dàwáng zuì wěidà de dìfang, jiùshì wèi hánmínzú chuàngzào le hánwén.

Kèrén: Dǎoyóu, wǒmen jīntiān kěyǐ qù cānguān yíxià Jiàobǎo wénkù ma?

Dǎoyóu: Hěn bàoqiàn, wǒmen de xíngchéng hěn mǎn, suǒyǐ méiyǒu bànfǎ ānpái.

Dǎoyóu: Hǎole, gèwèi, wǒmen yǐjīng dàodá mùdìdì le, qǐng dàjiā xiàchē.

Dǎoyóu: Gèwèi, xiànzài wǒmen suǒ chǔ de wèizhì shì Jǐngfúgōng, zhèlǐ wǒmen jiāng cānguān yíge xiǎoshí, ránhòu wǒmen děi chūfā dào xià yíge jǐngdiǎn. Shíjiān yǒudiǎn gǎn, suǒyǐ qǐng dàjiā zǒu kuài yìdiǎn, gēn shàng wǒ. Duìwu qǐng búyào lā de tài cháng.

Kèrén: Dǎoyóu, wǒ xiǎng shàng ge xǐshǒujiān.

Dǎoyóu: Hǎo de, xiǎng shàng xǐshǒujiān de, qǐng gēn wǒ lái. Bùxiǎng shàng de rén, qǐng zài zhèlǐ shāo děng yíxià. Duìle, zài děngdài de shíjiān lǐ, nǐmen kěyǐ zū jiàn chuántǒng de hánfú zhào zhāng xiàng, zuòwéi jìniàn.

2

客人： 哇，这里好多化妆品店和品牌专卖店哦！

导游： 是啊，明洞这边有很多韩国本土品牌的化妆品。中国人和韩国人都是亚洲人，所以韩国开发的化妆品很适合中国人。在这里，你们可以买到较高档的商品。

客人： 我们这么多人都要买东西，你一个人怎么帮助我们呢？

导游： 请放心，这里基本上每家店都有专门的中文导购，你们可以分开去逛，好好儿地血拼一番。我们对一下时间，现在是韩国时间10点05分，我们12点在这个新韩银行门口集合，再去下一个景点仁寺洞。请大家注意一下时间，不要因为买得太高兴而忘记了集合时间。还有请记一下我的手机号，010-1234-5678。万一迷路了，讲不清楚正确位置，可以请您旁边的韩国人帮忙，他会告诉我您的正确位置。

2

Kèrén: Wa, zhèlǐ hǎoduō huàzhuāngpǐn diàn hé pǐnpái zhuānmài diàn Ó!

Dǎoyóu: Shì a, Míngdòng zhè biān yǒu hěnduō Hánguó běntǔ pǐnpái de huàzhuāngpǐn. Zhōngguórén hé Hánguórén dōu shì yàzhōurén, suǒyǐ hánguó kāifā de huàzhuāngpǐn hěn shìhé Zhōngguórén. Zài zhèlǐ, nǐmen kěyǐ mǎi dào jiào gāodàng de shāngpǐn.

Kèrén: Wǒmen zhème duō rén dōu yào mǎi dōngxi, nǐ yígerén zěnme bāngzhù wǒmen ne?

Dǎoyóu: Qǐng fàngxīn, zhèlǐ jīběn shàng měi jiā diàn dōu yǒu zhuānmén de zhōngwén dǎogòu, nǐmen kěyǐ fēnkāi qù guàng, hǎohāor de xuèpīn yìfān. Wǒmen duì yíxià shíjiān, xiànzài shì Hánguó shíjiān 10 diǎn 05 fēn, wǒmen 12 diǎn zài zhège Xīnhán yínháng ménkǒu jíhé, zài qù xià yíge jǐngdiǎn Rénsìdòng. Qǐng dàjiā zhùyì yíxià shíjiān, búyào yīnwèi mǎi dé tài gāoxìng ér wàngjì le jíhé shíjiān. Hái yǒu qǐng jì yíxià wǒ de shǒujī hào,010-1234-5678. Wànyī mílù le, jiǎng bu qīngchǔ zhèngquè wèizhì, kěyǐ qǐng nín pángbiān de Hánguórén bāngmáng, tā huì gàosu wǒ nín de zhèngquè wèizhì.

❀ ❀ ❀ ❀ ❀ ❀ ❀ ❀

客人：　　仁寺洞是个什么样的地方啊？

导游：　　在仁寺洞，您可以买到一些古代美术品、现代艺术品、韩服、陶瓷器、工艺品以及跟韩国传统文化有关的旅游纪念品。还有仁寺洞有很多的传统韩国料理餐厅和传统茶馆，是一个非常具有韩国特色的地方。

导游：　　不好意思，因为仁寺洞这边不好停车，所以大巴停得有点远，请大家受累，多走几步路。

客人：　　得走多远啊？

导游：　　不怎么远，走路就10分钟左右。

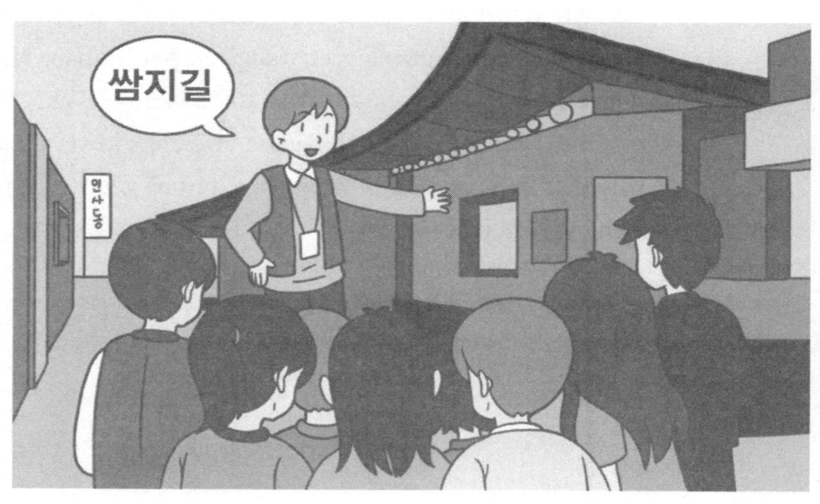

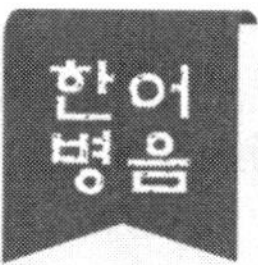

Kèrén:　Rénsìdòng shì ge shénmeyàng de dìfang a?

Dǎoyóu:　Zài Rénsìdòng, nín kěyǐ mǎi dào yìxiē gǔdài měishùpǐn, xiàndài yìshùpǐn, hánfú, táocíqì, gōngyìpǐn yǐjí gēn Hánguó chuántǒng wénhuà yǒuguān de lǚyóu jìniànpǐn. Hái yǒu Rénsìdòng yǒu hěnduō de chuántǒng hánguó liàolǐ cāntīng hé chuántǒng cháguǎn, shì yíge fēicháng jùyǒu Hánguó tèsè de dìfang.

Dǎoyóu:　Bùhǎoyìsi, yīnwèi Rénsìdòng zhèbiān bù hǎo tíngchē, suǒyǐ dàbā tíng dé yǒudiǎn yuǎn, qǐng dàjiā shòulèi, duō zǒu jǐ bù lù.

Kèrén:　Dé zǒu duō yuǎn a?

Dǎoyóu:　Bù zěnme yuǎn, zǒulù jiù 10 fēnzhōng zuǒyòu.

❀ ❀ ❀ ❀ ❀ ❀ ❀

导游： 各位，请注意，我们现在到了南大门市场。这里人潮拥挤，大家要小心钱包。大家在这里有两个小时的购物时间，现在是三点，五点请在这里集合。南大门很大，有很多栋商场，如果迷路的话，请抬头看这栋最高的建筑物——MESA大楼，往这个方向走，就可以找到了。

❀ ❀ ❀ ❀ ❀ ❀ ❀

导游： 东大门是一个24小时营业的批发市场，夜间灯火璀璨，好像不夜城一样。这里有专门销售水果、水产、真丝、棉织品、手工艺品的商场，也有销售时髦服装的商城。今天要带大家逛的是斗山商城，这个商场因为就只有一栋大楼，因此很容易逛，观光客比较不会走丢，所以很多旅游团都安排逛这栋大楼。9点时我会在大楼一楼的出口等大家，你们一出来就会看到我。好了，现在大家可以开始分头去逛了。

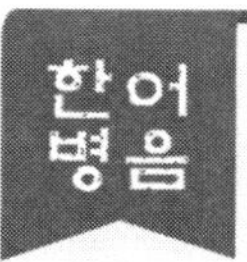

Dǎoyóu: Gèwèi, qǐng zhùyì, wǒmen xiànzài dào le Nándàmén
shìchǎng. Zhèlǐ réncháo yōngjǐ, dàjiā yào xiǎoxīn qiánbāo.
Dàjiā zài zhèli yǒu liǎng ge xiǎoshí de gòuwù shíjiān,
xiànzài shì sān diǎn, wǔ diǎn qǐng zài zhèlǐ jíhé. Nándàmén
hěn dà, yǒu hěn duō dòng shāngchǎng, rúguǒ mílù dehuà,
qǐng táitóu kàn zhè dòng zuì gāo de jiànzhúwù——MESA
dàlóu, wǎng zhège fāngxiàng zǒu, jiù kěyǐ zhǎodào le.

Dǎoyóu: Dōngdàmén shì yíge 24 xiǎoshí yíngyè de pīfā shìchǎng,
yèjiān dēnghuǒ cuǐcàn, hǎoxiàng búyèchéng yíyàng. Zhèlǐ
yǒu zhuānmén xiāoshòu shuǐguǒ, shuǐchǎn, zhēnsī, miánzhīpǐn,
shǒugōngyìpǐn de shāngchǎng, yě yǒu xiāoshòu shímáo
fúzhuāng de shāngchéng. Jīntiān yào dài dàjiā guàng de shì
Dòushān shāngchéng, zhège shāngchǎng yīnwèi jiù zhǐyǒu
yí dòng dàlóu, yīncǐ hěn róngyì guàng, guānguāng kè bǐjiào
bú huì zǒu diū, suǒyǐ hěnduō lǚyóutuán dōu ānpái guàng
zhè dòng dàlóu.9 Diǎn shí wǒ huì zài dàlóu yī lóu de chūkǒu
děng dàjiā, nǐmen yì chūlai jiù huì kàn dào wǒ. Hǎole,
xiànzài dàjiā kěyǐ kāishǐ fēntóu qù guàng le.

❀ ❀ ❀ ❀ ❀ ❀ ❀

导游： 因为回国当天，在机场免税店停留时间紧迫，很多人都不能好好儿选购免税商品。所以我们今天特别安排大家去逛市内免税店，这样大家可以轻松选购，然后回国当天可以在机场免税店的提货处提领。但是请记得，机场提领后，千万不要打开免税品"安全防揭透明袋"的包装，这样才能带上飞机。特别是酒类、液体类及凝胶类的东西，在到达目的地前请您都不要打开包装，以免产生不必要的麻烦。

❀ ❀ ❀ ❀ ❀ ❀ ❀

导游： 我们快到仁川机场了，这几天，大家在韩国玩得开心吗？大家手上还有很多韩币没花完吧？韩币拿回中国是不能直接消费的。因为我们还有一些时间，所以带大家到机场附近的韩国土特产品店逛逛。大家可以为家人选购一些韩国小食品，将手中剩下的韩币尽量花完。走过不要错过，难得出国旅行，不买的话，通常回去以后都会后悔！请大家把握这次的购物机会。

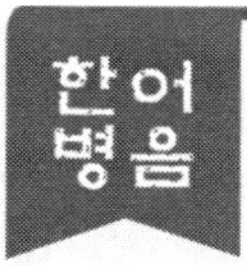

Dǎoyóu:　Yīnwèi huíguó dàngtiān, zài jīchǎng miǎnshuìdiàn tíngliú shíjiān jǐnpò, hěn duō rén dōu bùnéng hǎohāor xuǎngòu miǎnshuì shāngpǐn. Suǒyǐ wǒmen jīntiān tèbié ānpái dàjiā qù guàng shì nèi miǎnshuìdiàn, zhèyàng dàjiā kěyǐ qīngsōng xuǎngòu, ránhòu huíguó dàngtiān kěyǐ zài jīchǎng miǎnshuì diàn de tíhuòchù tílǐng. Dànshì qǐng jìde, jīchǎng tílǐng hòu, qiānwàn búyào dǎkāi miǎnshuìpǐn "ānquán fángjiē tòumíng dài" de bāozhuāng, zhèyàng cái néng dàishàng fēijī. Tèbié shì jiǔlèi, yètǐlèi jí níngjiāolèi de dōngxi, zài dàodá mùdìdì qián qǐng nín dōu bùyào dǎkāi bāozhuāng, yǐmiǎn chǎnshēng bú bìyào de máfan.

Dǎoyóu:　Wǒmen kuài dào Rénchuān jīchǎng le, zhè jǐ tiān, dàjiā zài Hánguó wán dé kāixīn ma? Dàjiā shǒu shàng hái yǒu hěnduō hánbì méi huā wán ba? Hánbì ná huí zhōngguó shì bùnéng zhíjiē xiāofèi de. Yīnwèi wǒmen hái yǒu yìxiē shíjiān, suǒyǐ dài dàjiā dào jīchǎng fùjìn de Hánguó tǔtè chǎnpǐndiàn guàngguang. Dàjiā kěyǐ wèi jiārén xuǎngòu yìxiē Hánguó xiǎo shípǐn, jiāng shǒuzhōng shèngxià de hánbì jǐnliàng huā wán. Zǒuguò bú yào cuòguò, nándé chūguó lǚxíng, bú mǎi dehuà, tōngcháng huíqù yǐhòu dōu huì hòuhuǐ! Qǐng dàjiā bǎwò zhè cì de gòuwù jīhuì.

☐☐	晕车	yùnchē	동사	차멀미하다
☐☐	呕吐	ǒutù	동사	구토하다
☐☐	景福宫	Jǐngfúgōng	고유명사	(유적) 경복궁
☐☐	作为	zuòwéi	동사	…으로 삼다. …로 하다
☐☐	品牌	pǐnpái	명사	상표. 브랜드(brand)
☐☐	高档	gāodàng	형용사	고급의
☐☐	导购	dǎogòu	명사	상담원. 도우미
☐☐	血拼	xuèpīn	명사	(신조어)쇼핑
☐☐	万一	wànyī	부사	만일에. 만약에
☐☐	迷路	mílù	동사	길을 잃다. 방향을 잃다
☐☐	茶馆	cháguǎn	명사	찻집
☐☐	人潮	cháo	명사|비유	인파
☐☐	拥挤	yōngjǐ	형용사	붐비다. 혼잡하다
☐☐	时髦	shímáo	형용사	유행이다. 최신식이다
☐☐	紧迫	jǐnpò	형용사	급박하다. 긴박하다
☐☐	千万	qiānwàn	부사	절대로. 반드시
☐☐	凝胶	níngjiāo	명사	겔(Gel)
☐☐	难得	nándé	형용사	얻기 어렵다. 하기 쉽지 않다
☐☐	把握	bǎwò	동사	쥐다. 잡다. 붙들다

1 ➡ 好，那我们等她一下吧。

동량보어 '一下'가 목적어와 함께 출현하는 경우 그 위치는 목적어의 종류에 따라 달라질 수 있다. 일반 사물 목적어가 오는 경우는 동량보어 뒤에 위치하지만, 예문처럼 인칭대명사가 목적어일 경우는 동량보어의 앞에 위치한다. 한편, 인명이나 지명을 나타내는 목적어는 보어 앞, 뒤 모두 가능하다.

❶ 我以前在哪儿见过他一次。

❷ 我坐过两次飞机。

❸ 我爸爸去过中国一次。

❹ 我爸爸去过一次中国。

2 ➡ (我们)在我们的左手**所**看到的雕像是抗日人民英雄李舜臣将军。／ 现在，我们**所处**的位置是景福宫。

예문에서 '所'는 '~하는 바'의 의미를 나타내는 조사이다. 대개 '所＋동사＋的＋(피수식어)'문형으로 쓰여 동사가 지배하거나 동사와 관련 있는 대상을 가리키고, 주로 서면어에 사용된다.

❶ 我所知道的都是这些。

❷ 你所说的都是我们已经知道的。

❸ 这就是我最近所收集的资料。

❹ 毕业后，我把所学的都还给老师了。

③ 万一迷路了，讲不清楚正确位置，可以请帮您旁边的韩国人帮忙，他会告诉我您的正确位置。

'万一'는 '만일'의 의미인데, 주로 가능성이 적거나 주관적으로 발생하지 않았으면 하는 일을 대상으로 사용하는 접속사이다. 한편, '如果'는 이러한 제한을 갖고 있지 않다.

❶ 万一他不能及时赶到，怎么办?

❷ 万一他不答应呢?

❸ 你如果不好好学习，就不可能成材。

❹ 如果有什么问题，可以随时来找我。

④ 您可以买到一些古代美术品、现代艺术品、韩服、陶瓷器、工艺品以及与韩国传统文化有关的旅游纪念品。

'以及'는 '－ 및, 아울러'의 의미인 접속사이다. '及'와 용법이 비슷하나 '及'는 명사나 명사구만 연결하는 반면 '以及'는 동사, 형용사, 특히 병렬의 절을 연결할 수도 있다. '以及' '及' 모두 연결하는 성분 중 중요한 내용이 앞에 오는 경우가 많다.

❶ 这家商店主要经营电器、服装、鞋帽以及各种生活用品。

❷ 你们是怎么认识的，以及怎么谈上恋爱的?

❸ 他患病以后，校长、老师及同学们都很关心他。

❹ 报纸，杂志及电视新闻都报导了这件丑闻。

5 ⌒，**千万不要打开免税品'安全防揭透明袋'的包装，这样才能带上飞机。**

'千万'은 '절대로, 제발, 부디'라는 의미로 청유문를 나타내는 긍정문, 부정문에서 모두 쓰이는 부사이다. 대개 '要', '别', '不' 등과 연용된다. 한편, 비슷한 의미를 나타내는 '万万'는 '千万'보다는 그 어기가 더욱 강하며 오직 부정문에서만 사용할 수 있다.

❶ 过马路时，千万要小心啊!

❷ 千万不可粗心大意。

❸ 他知道了这件事，一定会受不了，万万不可告诉他。

❹ 万万别错过这本好书!

1

客人：　糟糕，我的钱包不见了！

导游：　您把它放在哪儿了？ 刚才看您还拿在手上。我带您去
失物招领处看看。

客人：　不是，是被偷了。我皮包的拉链被拉开了。

导游：　还丢了什么吗？

客人：　啊！护照也不见了。怎么办？

导游：　那我带您去警察局报案，拿到遗失证明，然后去中国
领事馆办理新证。另外，您还要赶快打电话给银行把
信用卡挂失。

1

Kèrén: Zāogāo, wǒ de qiánbāo bú jiàn le!

Dǎoyóu: Nín bǎ tā fàng zài nǎr le? Gāngcái kàn nín hái ná zài shǒu shàng. Wǒ dài nín qù shīwù zhāolǐngchù kànkan.

Kèrén: Búshì, shì bèi tōu le. Wǒ píbāo de lāliàn bèi lā kāi le.

Dǎoyóu: Hái diū le shénme ma?

Kèrén: A! Hùzhào yě bú jiàn le. Zěnmebàn?

Dǎoyóu: Nà wǒ dài nín qù jǐngchájú bào'àn, ná dào yíshī zhèngmíng, ránhòu qù Zhōngguó lǐngshìguǎn bànlǐ xīn zhèng. Lìngwài, nín hái yào gǎnkuài dǎ diànhuà gěi yínháng bǎ xìnyòngkǎ guàshī.

客人： 真是的，怎么会发生这种事？我真是倒霉！

导游： 别着急，我会协助您的。

客人： 去大使馆补办新护照需要几天？

导游： 韩国的中国大使馆不管办证的事，办证的事要去中国领事馆。而且他们不能给您补办新护照，只能补办旅行证让您可以回国。如果手续齐全的话，加急件一般一两天就可以了。另外中国领事馆不能刷卡，只接受韩币现金，您得准备一些韩币。

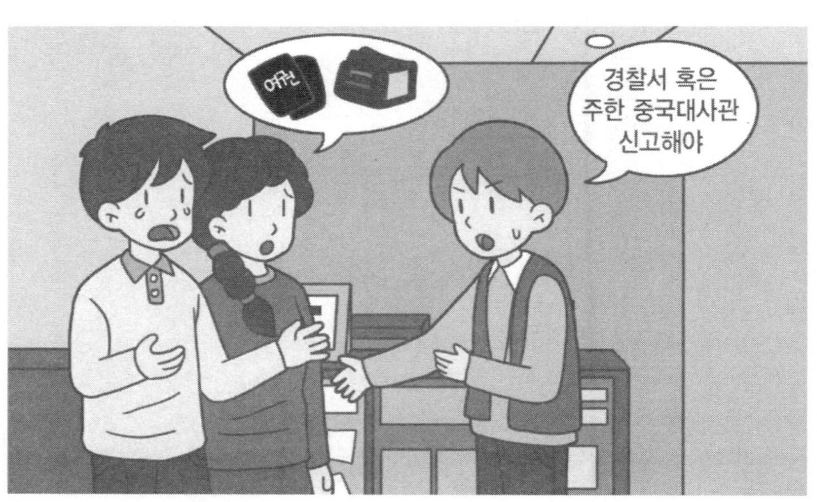

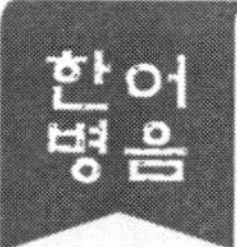

Kèrén: Zhēnshi de, zěnme huì fāshēng zhè zhǒng shì? Wǒ zhēnshi dǎoméi!

Dǎoyóu: Bié zháojí, wǒ huì xiézhù nín de.

Kèrén: Qù dàshǐguǎn bǔbàn xīn hùzhào xūyào jǐ tiān?

Dǎoyóu: Hánguó de Zhōngguó dàshǐguǎn bù guǎn bànzhèng de shì, bànzhèng de shì yào qù Zhōngguó lǐngshìguǎn. Érqiě tāmen bùnéng gěi nín bǔbàn xīn hùzhào, zhǐnéng bǔbàn lǚxíng zhèng ràng nín kěyǐ huíguó. Rúguǒ shǒuxù qíquán dehuà, jiājíjiàn yìbān yì liǎng tiān jiù kěyǐ le. Lìngwài Zhōngguó lǐngshìguǎn bùnéng shuākǎ, zhǐ jiēshòu hánbì xiànjīn, nín děi zhǔnbèi yìxiē hánbì.

客人：　　喂，导游吗？我是张小丽。

导游：　　您在哪儿啊？大家都到了，就差您一个人了。

客人：　　我走丢了，我找不到那个国民银行。怎么办？

导游：　　别着急，您现在在哪儿？

客人：　　我在一家很大的咖啡厅门口，叫什么"coffee bene"来着。

导游：　　"coffee bene"？这里有很多家"coffee bene"。

　　　　　您旁边还有什么大的建筑物或商店吗？

客人：　　啊，有一家seven-eleven便利商店。

导游：　　这里也有很多的seven-eleven。还有别的吗？

客人：　　怎么办？别的招牌都是韩文，我看不懂。

导游：　　别急，您找个韩国年轻人，把电话给他，我问他比较快。

　　　　　您就留在原地别动，我过去找您。

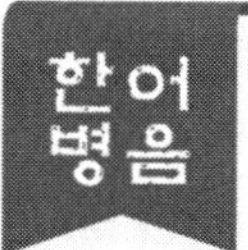

Kèrén:	Wéi, dǎoyóu ma? Wǒ shì zhāngxiǎolì.
Dǎoyóu:	Nín zài nǎr a? Dàjiā dōu dàole, jiù chà nín yigerén le.
Kèrén:	Wǒ zǒu diū le, wǒ zhǎo búdào nàge Guómíng yínháng. Zěnmebàn?
Dǎoyóu:	Bié zháojí, nín xiànzài zài nǎr?
Kèrén:	Wǒ zài yìjiā hěn dà de kāfēitīng ménkǒu, jiào shénme "coffee bene" láizhe.
Dǎoyóu:	"Coffee bene"? Zhèli yǒu hěn duō jiā "coffee bene". Nín pángbiān hái yǒu shénme dà de jiànzhùwù huò shāngdiàn ma?
Kèrén:	A, yǒu yìjiā seven-eleven biànlì shāngdiàn.
Dǎoyóu:	Zhèlǐ yě yǒu hěn duō de seven-eleven. Hái yǒu bié de ma?
Kèrén:	Zěnme bàn? Bié de zhāopái dōu shì hánwén, wǒ kànbrudǒng.
Dǎoyóu:	Bié jí, nín zhǎo ge hánguó niánqīngrén, bǎ diànhuà gěi tā, wǒ wèn tā bǐjiào kuài. Nín jiù liú zài yuándì bié dòng, wǒ guòqù zhǎo nín.

2

客人：　　　导游，今晚要带我们去哪儿？

导游：　　　今晚的自费行程是带大家去体验一下韩国人最喜爱的休闲活动『汗蒸幕』，这是一种韩式桑拿浴，大约2个小时。主要是透过高温使人体毛孔扩张，促进血液循环，排出汗水和体内的毒素。对缓解腰疼、肌肉痛有明显的疗效，所以可以解除这几天旅游的疲劳，大家要不要去？想去的人请跟我走，不去的人，可以进饭店休息。不过，我觉得大家难得来韩国旅游，真的应该去试试韩国的洗浴文化。

客人：　　　导游，韩剧里，韩国人去洗浴中心，头上用毛巾包的绵羊角，那个怎么包？我们很想学。

导游：　　　那个很简单，首先把长毛巾三等分，折成长条形。再将两端像卷袖子一样，由里向外翻个几卷，依照个人头型的大小，调整长度。再将中间撑开，戴在头上就是绵羊角了。

2

Kèrén:	Dǎoyóu, jīnwǎn yào dài wǒmen qù nǎr?

Dǎoyóu: Jīnwǎn de zìfèi xíngchéng shì dài dàjiā qù tǐyàn yíxià Hánguórén zuì xǐài de xiūxián huódòng "Hànzhēngmù", zhè shì yì zhǒng hán shì sāngnáyù, dàyuē 2 ge xiǎoshí. Zhǔyào shi tòuguò gāowēn shǐ réntǐ máokǒng kuòzhāng, cùjìn xiěyè xúnhuán, páichū hànshuǐ hé tǐnèi de dúsù. Duì huǎnjiě yāoténg, jīròutòng yǒu míngxiǎn de liáoxiào, suǒyǐ kěyǐ jiěchú zhè jǐ tiān lǚyóu de píláo, dàjiā yào bu yào qù? Xiǎng qù de rén qǐng gēn wǒ zǒu, bú qù de rén, kěyǐ jìn fàndiàn xiūxi. Búguò, wǒ juédé dàjiā nándé lái Hánguó lǚyóu, zhēn de yīnggāi qù shìshi hánguó de xǐyù wénhuà.

Kèrén: Dǎoyóu, hánjù lǐ, Hánguórén qù xǐyù zhōngxīn, tóu shàng yòng máojīn bāo de miányángjiǎo, nàge zěnme bāo? Wǒmen hěn xiǎng xué.

Dǎoyóu: Nàge hěn jiǎndān, shǒuxiān bǎ cháng máojīn sān děngfèn, zhéchéng chángtiáoxíng. Zài jiāng liǎng duān xiàng juǎn xiùzi yíyàng, yóulǐxiàngwài fān ge jǐ juǎn, yīzhào gèrén tóuxíng de dàxiǎo, tiáozhěng chángdù. Zài jiāng zhōngjiān chēng kāi, dài zài tóu shàng jiùshì miányángjiǎo le.

导游： 来韩国没看场秀，就好像是白来了一样。我今晚推荐
大家去看看"乱打秀"。

客人： 什么是"乱打秀"？

导游： 这是韩国人独创的打击乐表演，以厨房为背景，用锅
碗瓢盆等厨房用具敲打出澎湃的节奏。看了，可以解
除烦恼和压力。

客人： 我们又听不懂韩国话，怎么能看得懂表演呢？

导游： 整个演出只有几句台词，都是用肢体语言在表演，不
存在语言障碍。外国观众看演员的表情就能看明白。
大家有没有意思去看啊？这个秀很精彩，很搞笑。
有剧情，带点武术、魔术、幽默、特技，演员和观众
有很多的互动，看过的人都觉得值回票价。几乎每个
来韩国的外国人都不会错过这个表演。

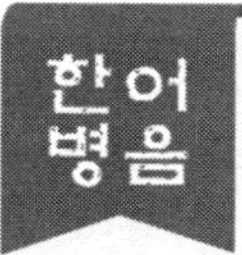

<table>
<tr><td>Dǎoyóu:</td><td>Lái hánguó méi kàn chǎng xiù, jiù hǎoxiàng shì bái lái le yíyàng. Wǒ jīnwǎn tuījiàn dàjiā qù kànkan "luàndǎ xiù".</td></tr>
<tr><td>Kèrén:</td><td>Shénme shì "luàndǎ xiù"?</td></tr>
<tr><td>Dǎoyóu:</td><td>Zhè shì Hánguó rén dúchuàng de dǎjíyùe biǎoyǎn, yǐ chúfáng wéi bèijǐng, yòng guō wǎn piáo pén děng chúfáng yòngjù qiāodǎ chū péngpài de jiézòu. Kànle, kěyǐ jiěchú fánnǎo hé yālì.</td></tr>
<tr><td>Kèrén:</td><td>Wǒmen yòu tīngbudǒng hánguó huà, zěnme néng kàndedǒng biǎoyǎn ne?</td></tr>
<tr><td>Dǎoyóu:</td><td>Zhěnggè yǎnchū zhǐyǒu jǐ jù táicí, dōu shì yòng zhītǐ yǔyán zài biǎoyǎn, bù cúnzài yǔyán zhàng'ài. Wàiguó guānzhòng kàn yǎnyuán de biǎoqíng jiù néng kàn míngbai. Dàjiā yǒu méiyǒu yìsi qù kàn a? Zhège xiù hěn jīngcǎi, hěn gǎoxiào. Yǒu jùqíng, dài diǎn wǔshù, móshù, yōumò, tèjì, yǎnyuán hé guānzhòng yǒu hěnduō de hùdòng, kànguò de rén dōu juéde zhí huí piàojià. Jīhū měi ge lái Hánguo de wàiguó rén dōu bú huì cuòguò zhège biǎoyǎn.</td></tr>
</table>

客人：　　这场秀可以看多久？

导游：　　表演时间90分钟，绝无冷场，笑声不断，值得一看。

客人：　　好啊，那我们去见识见识一下。

导游：　　请注意，待会儿，演出过程中不能拍照。

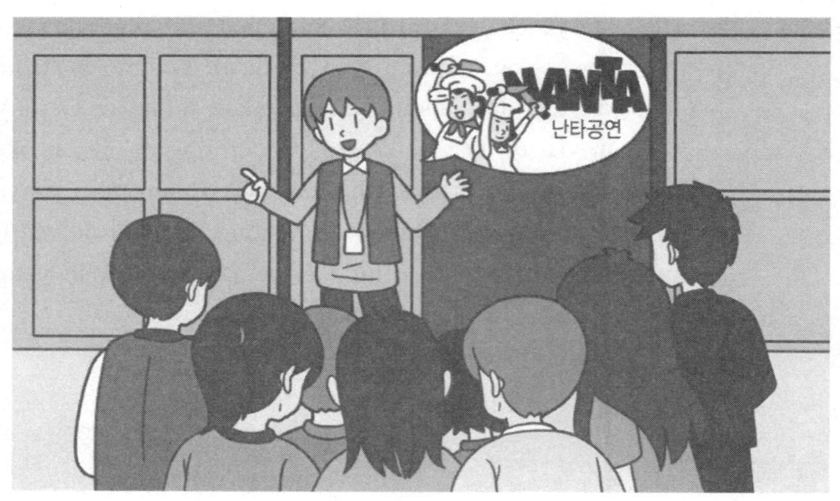

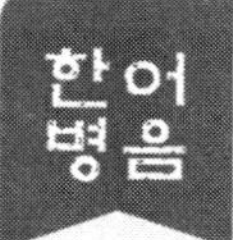

Kèrén: Zhè chǎng xiù kěyǐ kàn duōjiǔ?

Dǎoyóu: Biǎoyǎn shíjiān 90 fēnzhōng, jué wú lěngchǎng, xiào shēng
           búduàn, zhíde yí kàn.

Kèrén: Hǎo a, nà wǒmen qù jiànshi jiànshi yíxià.

Dǎoyóu: Qǐng zhùyì, dāihuìr, yǎnchū guòchéng zhōng bùnéng pāizhào.

导游： 陈先生，请您快点把烟掐了。

客人： 怎么了？这餐厅不让抽烟吗？那我去外面抽好了。

导游： 对不起，韩国规定，所有公共场所全面禁止吸烟。特别是在购物中心、公园、公交车站周边和学校附近，严格不让吸烟，违者将罚款10万韩元。

客人： 真是的！中国都没这么严格。那我烟瘾上来了怎么办？

导游： 没办法，为了大家的健康，只能请您配合了，稍微忍耐一下。

客人： 我就抽几口，很快。

导游： 不行的，被抓到的话，不只您要被罚款，连店家也会挨罚。

客人： 那我是外国人，如果我不交罚款，会怎么样？

导游： 可能会限制出境，不让您回国。

客人： 这么严重啊？

导游： 是啊，请您多多配合韩国的政策。如果我看到吸烟区，我会马上告诉您。请您稍微忍耐一下。

3

Dǎoyóu: Chén xiānsheng, qǐng nín kuài diǎn bǎ yān qiā le.

Kèrén: Zěnmele? Zhè cāntīng bú ràng chōuyān ma? Nà wǒ qù wàimiàn chōu hǎo le.

Dǎoyóu: Duìbuqǐ, Hánguó guīdìng, suǒyǒu gōnggòng chǎngsuǒ quánmiàn jìnzhǐ xīyān. Tèbié shì zài gòuwù zhōngxīn, gōngyuán, gōngjiāo chēzhàn zhōubiān hé xuéxiào fùjìn, yángé bú ràng xīyān, wéi zhě jiāng fákuǎn 10 wàn hányuán.

Kèrén: Zhēnshi de! Zhōngguó dōu méi zhème yángé. Nà wǒ yānyǐn shànglaile zěnmebàn?

Dǎoyóu: Méi bànfǎ, wèile dàjiā de jiànkāng, zhǐnéng qǐng nín pèihé le, shāowēi rěnnài yíxià.

Kèrén: Wǒ jiù chōu jǐ kǒu, hěn kuài.

Dǎoyóu: Bùxíng de, bèi zhuā dào dehuà, bùzhǐ nín yào bèi fákuǎn, lián diànjiā yě huì āi fá.

Kèrén: Nà wǒ shì wàiguórén, rúguǒ wǒ bù jiāo fákuǎn, huì zěnme yàng?

Dǎoyóu: Kěnéng huì xiànzhì chūjìng, bù ràng nín huíguó.

Kèrén: Zhème yánzhòng a?

Dǎoyóu: Shì a, qǐng nín duōduō pèihé Hánguó de zhèngcè. Rúguǒ wǒ kàn dào xīyānqū, wǒ huì mǎshàng gàosu nín. Qǐng nín shāowēi rěnnài yíxià.

导游： 今天走了很多地方，大家一定很累了，今晚早点儿休息吧。

客人： 导游，我有个朋友刚好住韩国，他说明天要自己带我出去玩儿，我可以去吗？

导游： 很抱歉，我们都是团体一起行动，不能自由行动。如果您随便脱团行动，我们无法保障您的安全。

客人： 没关系，我自己可以负责自己的安全。

导游： 如果您一定要脱团行动的话，您需要写一张切结书给我，表示您自己担负脱团离队时的安全责任。

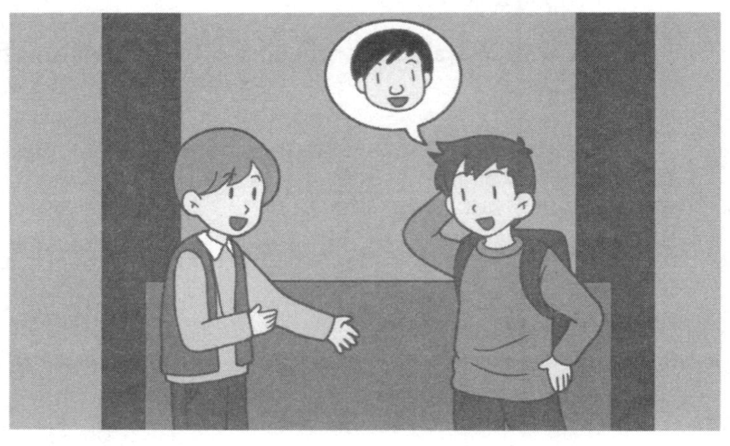

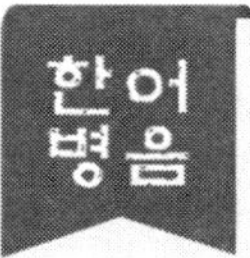

Dǎoyóu: Jīntiān zǒu le hěn duō dìfang, dàjiā yídìng hěn lèi le, jīn wǎn zǎodiǎnr xiūxi ba.

Kèrén: Dǎoyóu, wǒ yǒu ge péngyou gānghǎo zhù Hánguó, tā shuō míngtiān yào zìjǐ dài wǒ chūqu wánr, wǒ kěyǐ qù ma?

Dǎoyóu: Hěn bàoqiàn, wǒmen dōu shì tuántǐ yìqǐ xíngdòng, bùnéng zìyóu xíngdòng. Rúguǒ nín suíbiàn tuō tuán xíngdòng, wǒmen wúfǎ bǎozhàng nín de ānquán.

Kèrén: Méiguānxì, wǒ zìjǐ kěyǐ fùzé zìjǐ de ānquán.

Dǎoyóu: Rúguǒ nín yídìng yào tuō tuán xíngdòng dehuà, nín xūyào xiě yì zhāng qiējiéshū gěi wǒ, biǎoshì nín zìjǐ dānfù tuō tuán líduì shí de ānquán zérèn.

□□	糟糕	zāogāo	형용사	망치다. 나쁜. 아차! 야단나다
□□	失物招领处	shīwùzhāolǐngchù	명사	분실물 취급소
□□	警察局	jǐngchájú	명사	경찰서
□□	报案	bàoàn	동사	신고하다
□□	领事馆	lǐngshìguǎn	명사	영사관
□□	不管	bùguǎn	동사	돌보지 않다. 책임지지 않다. 상관하지 않다
□□	只能	zhǐnéng	동사	…할 수밖에 없다
□□	急件	jíjiàn	명사	긴급 문건
□□	招牌	zhāopai	명사	간판. 칭호
□□	敲	qiāo	동사	치다. 두드리다
□□	烦恼	fánnǎo	명사 I 동사	(번뇌)하다. (걱정)하다. (고민)하다
□□	障碍	zhàng'ài	명사	장애
□□	精彩	jīngcǎi	형용사	뛰어나다. 훌륭하다
□□	幽默	yōumò	형용사	유머(humor)러스한
□□	互动	hùdòng	동사	상호 작용을 하다
□□	几乎	jīhū	부사	거의
□□	绝无	juéwú	동사	절대로 없다
□□	拍照	pāizhào	동사	사진을 찍다
□□	掐	qiā	동사	(손가락으로) 끊다
□□	严格	yángé	형용사	엄격하다. 엄하다
□□	配合	pèihé	동사	호응하다. 보조를 맞추다
□□	政策	zhèngcè	명사	정책
□□	无法	wúfǎ	동사	방법이 없다. 할 수 없다
□□	保障	bǎozhàng	동사	보장하다. 보증하다

1 ➤ 我在一家很大的咖啡厅门口，叫什么"coffee bene"来着。

'来着'는 문장 끝에서 이미 발생한 일이나 회상하는 기분을 나타내는 조사이다. 주로 구어체에서 쓰이고, 이때 동사는 '了', '过'등을 사용할 수 없다.

❶ 刚才广播里说什么来着?

❷ 谁发言来着?

❸ 我上午还给你打电话来着。

❹ 你忘了小时候爸爸怎么教育咱们来着。

2 ➤ 再**将**两端像卷袖子一样，⌣ ╱
再**将**中间撑开，戴在头上就是绵羊角了。

위의 '将'은 목적어를 술어 앞으로 전치시킬 때 사용하는 전치사이다. '把'의 의미로 주로 서면어에 쓰인다. 한편, '장차, 곧'의 의미로 동작이나 행위, 상황이 곧 발생함을 나타내기도 하는데, 이때는 부사로서의 용법이다.

❶ 护士将药递给了病人。

❷ 他将钱交给了我。

❸ 他预计中国经济将会进一步向前发展。

❹ 地球人口将在本世纪持续增长，到2100年可能会达到110亿。

3 ⇒ (中国)都没韩国这么严格。

'A有B(这么/那么)~'는 'A는 B만큼 ~하다'라는 의미로 A가 비교 측면에서 B의 정도에 이름을 나타내는 비교 문형으로 주로 의문문에 쓰인다. 부정은 'A没有B(这么/那么)~'의 문형으로 'A는 B만큼 ~는 아니다'의 의미이다.

❶ 你的汽车有他的新吗?

❷ 你弟弟有你这么高吗?

❸ 我的家乡没有北京冷。

❹ 我没他那么有本事。

4 ⇒ 为了大家的健康，只能请你配合了，稍微忍耐一下。

'为了'는 '~를 위하여'의 의미로 목적을 나타내는데, 이 경우 뒤의 분절은 이 목적에 다다르기 위해 취하는 행동이나 조치가 나온다. 주로 주어 앞에 위치한다. 간혹 '원인'의 의미를 나타내기도 한다.

❶ 为了考上好大学，我们不得不努力学习。

❷ 为了避免差错，我们最好再检查一遍。

❸ 为了赶上第一班地铁，爸爸很早就出门了。

❹ 为了这件事，他跟我生了好几天的气。

5 被抓住的话，不只你要被罚款，连店家也会挨罚。

'不只'는 '~할 뿐 아니라'의 의미로 앞 절보다 뒷 절의 시간, 정도, 수량, 범위 등이 더 심함을 나타내는 점층 관계의 복문을 구성하는 접속사이다. '不但' '不仅'등과 같은 용법으로 대개 뒤 분절의 '也' '而且' '还' 등과 호응한다.

❶ 小李不只通过了考试，而且得了第一名。

❷ 学习不只要努力，也要持之以恒。

❸ 这种商品不但质量好，而且价格便宜。

❹ 不仅你对她不满意，许多人也不太满意。

Memo

医疗服务

의료 서비스

01

您需要填写一下初诊表。

Nín xūyào tiánxiě yíxià chūzhěnbiǎo.
초진표를 좀 작성해 주십시오.

02

您以前得过什么重大的疾病吗？

Nín yǐqián dé guò shénme zhòngdà de jíbìng ma?
당신은 이전에 큰 병을 앓으셨던 적이 있으신가요?

03

您有固定服用什么药物吗？

Nín yǒu gùdìng fúyòng shénme yàowù ma?
당신은 고정적으로 드시는 약이 있으신가요?

04

有没有对什么药物过敏？

Yǒuméiyǒu duì shénme yàowù guòmǐn?
과민반응을 일으키는 약물이 있으신가요?

05

您这次想看什么科？

Nín zhè cì xiǎng kàn shénme kē?
무슨 과 진료를 받으실 건가요?

06

您应该看神经内科。

Nín yīnggāi kàn shénjīng nèikē.
당신은 신경내과에 가셔야 합니다.

07

我帮您挂神经内科。

Wǒ bāng nín guà shénjīng nèikē.
제가 신경내과로 접수해 드리겠습니다.

08

请跟我来，我带您去乘电梯。

Qǐng gēn wǒ lái, wǒ dài nín qù chéng diàntī.
저를 따라오십시오. 엘리베이터까지 모셔다 드리겠습니다.

09

明天做健康检查需要空腹。

Míngtiān zuò jiànkāng jiǎnchá xūyào kōngfù.
내일 건강검진은 공복으로 진행됩니다.

10 您今晚过了八点就不可以再吃东西了。

Nín jīn wǎn guò le bā diǎn jiù bù kěyǐ zài chī dōngxi le.
오늘 저녁 8시 이후로는 아무것도 드시지 마십시오.

11 我先带您去量一下血压。

Wǒ xiān dài nín qù liáng yíxià xuèyā.
먼저 혈압을 측정하러 가시겠습니다.

12 接下来，我们要去照X光。

Jiēxiàlái, wǒmen yào qù zhào X guāng.
다음은, 엑스레이검사를 하러 가겠습니다.

13 请把袖子卷起来，握一下拳头。

Qǐng bǎ xiùzi juǎn qǐlai, wò yíxià quántou.
소매를 걷어 올리시고, 주먹을 쥐십시오.

14 请压住棉球五分钟。

Qǐng yāzhù miánqiú wǔ fēnzhōng
5분간 이 솜으로 누르고 계세요.

15 请您去更衣室换衣服。

Qǐng nín qù gēngyīshì huàn yīfu.
탈의실로 가셔서 옷을 갈아입으십시오.

16 预防胜于治疗！

Yùfáng shèngyú zhìliáo
예방이 치료보다 낫다!

17 您漱漱口，把水吐掉。

Nín shùshu kǒu, bǎ shuǐ tǔdiào
입안을 헹구고, 물을 뱉으십시오.

18 医生说您需要植6颗牙。

Yīshēng shuō nín xūyào zhí 6 kē yá
의사 선생님께서 당신은 6개의 치아를 심어야 한다고 말씀하셨습니다.

19 重要的是得定期到医院检查及洗牙。

Zhòngyào de shì děi dìngqī dào yīyuàn jiǎnchá jí xǐyá.

중요한 것은 정해진 시기에 치과에 가셔서 검진과 스케일링을 받으시는 것입니다.

20 具体的情形，我会请中文咨询师再详细给您介绍。

Jùtǐ de qíngxíng, wǒ huì qǐng zhōngwén zīxúnshī zài xiángxì gěi nín jièshào.

구체적인 내용은 제가 중국어 통역을 통해 다시 자세히 안내해 드리겠습니다.

1

接待员：　您需要填写一下初诊表。

客人：　要填写什么资料？

接待员：　要写上您的姓名、地址、中国联络处、韩国联络处、电子邮件信箱、出生年月日、职业、国籍、婚姻状况等等。

客人：　那这项"病历"，我要怎么写？

接待员：　您以前得过什么重大的疾病吗？例如糖尿病、高血压什么的。

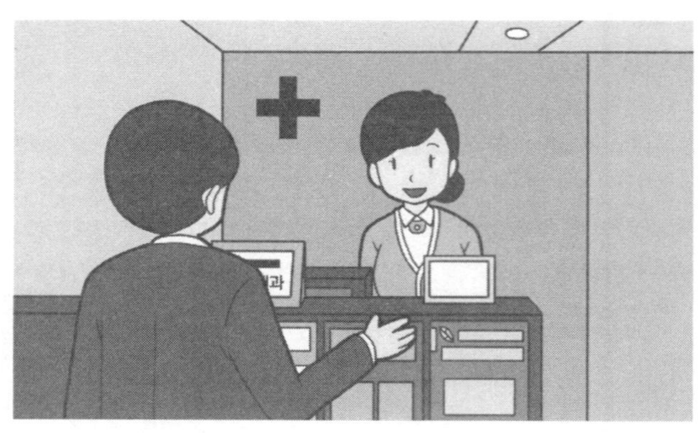

1

Jiēdàiyuán:	Nín xūyào tiánxiě yíxià chūzhěnbiǎo.
Kèrén:	Yào tiánxiě shénme zīliào?
Jiēdàiyuán:	Yào xiěshang nínde xìngmíng, dìzhǐ, Zhōngguó liánluòchù, Hánguó liánluòchù, diànzǐ yóujiàn xìnxiāng, chūshēng nián yuè rì, zhíyè, guójí, hūnyīn zhuàngkuàng děngděng.
Kèrén:	Nà zhè xiàng "bìnglì", wǒ yào zěnme xiě?
Jiēdàiyuán:	Nín yǐqián déguo shénme zhòngdà de jíbìng ma? Lìrú tángniàobìng, gāoxuèyā shénmede.

客人：　我有高血压。那底下这个"家族病史"呢？

接待员：　就是看看您的直系家属是否得过什么病，例如癌症什么的。

客人：　我的爷爷是肝癌去世的，我父亲有糖尿病。

2

接待员：　现在您有固定服用什么药物吗？

客人：　有，就是吃高血压的药。

接待员：　有没有对什么药物过敏？

客人：　没有。

接待员：　您这次想看什么科？

客人：　我时常头痛，可是在中国找不出原因，所以这次特地来韩国看病。

接待员：　那您应该看神经内科。我帮您挂神经内科。

客人：　请帮我指定要专家门诊，贵一点儿没关系。

接待员：　好的，没问题。

客人：　神经内科在哪儿？

接待员：　就在门诊大楼的5楼。请跟我来，我带您去坐电梯。

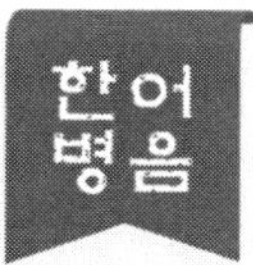

Kèrén:	Wǒ yǒu gāoxuèyā. Nà dǐxia zhège "jiāzú bìnshǐ" ne?
Jiēdàiyuán:	Jiùshì kànkan nín de zhíxì jiāshǔ shìfǒu dé guò shénme bìng, lìrú áizhèng shénmede.
Kèrén:	wǒde yéye shì gānái qùshì de, wǒ fùqīn yǒu tángniàobìng.

2

Jiēdàiyuán:	xiànzài nín yǒu gùdìng fúyòng shénme yàowù ma?
Kèrén:	Yǒu, jiùshì chī gāoxuèyā de yào.
Jiēdàiyuán:	Yǒu méiyǒu duì shénme yàowù guòmǐn?
Kèrén:	Méiyǒu.
Jiēdàiyuán:	Nín zhè cì xiǎng kàn shénme kē?
Kèrén:	Wǒ shícháng tóutòng, kěshì zài Zhōngguó zhǎo bu chū yuányīn, suǒyǐ zhè cì tèdì lái Hánguó kànbìng.
Jiēdàiyuán:	Nà nín yīnggāi kàn shénjīng nèikē. Wǒ bāng nín guà shénjīng nèikē.
Kèrén:	Qǐng bāng wǒ zhǐdìng yào zhuānjiā ménzhěn, guì yìdiǎnr méi guānxi.
Jiēdàiyuán:	Hǎo de, méi wèntí.
Kèrén:	Shénjīng nèikē zài nǎr?
Jiēdàiyuán:	Jiù zài ménzhěn dàlóu de 5 lóu. Qǐng gēn wǒ lái, wǒ dài nín qù zuò diàntī.

□□	**挂号**	guàhào	동사	등록하다. 접수시키다
□□	**需要**	xūyào	동사	필요로 하다
□□	**初诊**	chūzhěn	명사	의학 초진. 최초의 진찰
□□	**病历**	bìnglì	명사	진료 기록. 진료 차트
□□	**以前**	yǐqián	명사	이전
□□	**疾病**	jíbìng	명사	질병. 병
□□	**糖尿病**	tángniàobìng	명사	당뇨병
□□	**高血压**	gāoxuèyā	명사	고혈압
□□	**癌症**	áizhèng	명사	일체 암(癌)의 통칭
□□	**肝癌**	gānái	명사	간암
□□	**固定**	gùdìng	형용사	고정된. 고정적으로
□□	**服用**	fúyòng	동사	(약을) 먹다
□□	**药物**	yàowù	명사	약물. 약품
□□	**过敏**	guòmǐn	형용사	(약물이나 외부 자극에) 이상 반응을 나타내다. 알레르기 반응을 보이다. 과민하다
□□	**头痛**	tóutòng	명사	두통
□□	**看病**	kànbìng	동사	(의사에게) 진찰. 치료를 받다
□□	**神经**	shénjīng	명사	신경
□□	**内科**	nèikē	명사	내과
□□	**门诊**	ménzhěn	명사	외래 진찰[진료]. 진료. 진찰
□□	**电梯**	diàntī	명사	엘리베이터(elevator)

1 ➙ 要写**上**您的姓名、地址、中国联络处、韩国联络处～。

'上'이 동사의 결과 보어로 사용되는 경우 몇 가지 의미를 나타내는데, 예문에서는 '어느 곳에 존재, 부착'의 의미이다. 이외에 '하나로 합쳐짐' '첨가' '가까이 접근함' 등의 의미를 나타낼 수 있다.

❶ 他赶快戴上帽子跑到学校去了。

❷ 太累了，闭上眼睛休息一下吧。

❸ 算上他一共是六个人。

❹ 别追了，追不上了。

2 ➙ 例如糖尿病、高血压**什么的**。

'什么的'는 '～등' '～같은 것'의 의미로 하나의 성분이나 몇 개의 병렬되는 성분 뒤에 쓰이는 조사이다. '等等'과 같은 의미로 주로 구어체에서 많이 사용한다.

❶ 今天下午我们可以去看电影、逛街什么的。

❷ 他就喜欢写写画画什么的、他以后想当艺术家。

❸ 你买些苹果、梨、柿子什么的去医院探病。

❹ 他说了一些讨厌爸爸、恨爸爸什么的、就离家出走了。

3 ➡ **就是看看您的直系家属是否得过什么病，~。**

'是否'는 '~인지 아닌지'의 의미를 나타내는 부사로 '是不是'와 같은 의미이나 주로 서면어에 쓰인다. 대개는 여부를 묻는 정반의문문에 사용되나 주어나 목적어의 일부로 쓰이는 경우는 의문문은 아니다.

❶ 我送的礼物，你是否满意？

❷ 明天你是否依然爱我？

❸ 不知你是否能帮我一下？

❹ 你必须自己判断它是否适合你。

4 ➡ **我的爷爷是肝癌去世的，~**

일반적으로 '是~的'구문은 이미 일어난 일에 대한 '시간, 장소, 방식, 원인'등을 강조할 때 사용한다. 이때 '是' 생략할 수도 있다. 한편, 부정은 '不是~的'로 나타내는데 이 경우는 '是'를 생략할 수 없다.

❶ 我(是)今年九月来北京的。

❷ 你(是)从哪儿来的?

❸ 我(是)坐船来的。

❹ 我不是一个人去的。

5 ➔ 我**时常**头痛，可是在中国找不出原因，所以这次特地来韩国看病。

'时常'는 '늘, 자주, 항상'의 의미로 어떤 상황이 여러 차례 발생함을 나타내는 부사이다. '经常'도 비슷한 의미이나 '经常'은 좀 더 어감이 강하고 발생하는 횟수도 더 자주 반복될 때 사용한다. 이들에 대한 상반된 표현은 '가끔'의 의미인 '偶尔'이다.

❶ 我时常忘了浇花。

❷ 我们知道这种情况又是时常发生的。

❸ 我儿子受到老师表扬是经常的事。

❹ 你偶尔去拜访导师吗?

①

接待员：　您做的是基本综合体检套餐。明天做健康检查需要空腹，您今晚过了八点就不可以再吃东西了。

客人：　明天要做什么项目的检查？

接待员：　先做一些血常规和尿常规项目，所以要抽血和验尿。然后做视力和听力检查。最后做心电图、脑电图、腹部超音波以及胸部X光检查。

客人：　为什么要做腹部B超和心电图？

接待员：　腹部B超可以发现脂肪肝、胆结石、肝硬化、胰腺癌。心电图可以发现心肌肥厚、传导阻滞、心律失常等异常症状。

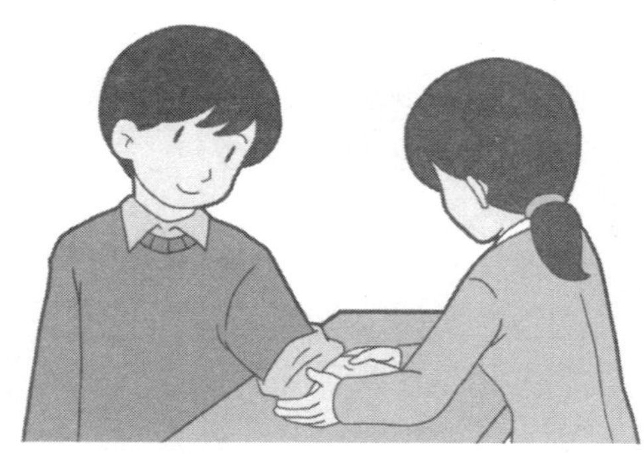

1

Jiēdàiyuán: Nín zuò de shì jīběn zōnghé tǐjiǎn tàocān. Míngtiān zuò jiànkāng jiǎnchá xūyào kōngfù, nín jīnwǎn guò le bā diǎn jiù bù kěyǐ zài chī dōngxi le.

Kèrén: Míngtiān yào zuò shénme xiàngmù de jiǎnchá?

Jiēdàiyuán: Xiān zuò yìxiē xuèchángguī hé niàochángguī xiàngmù, suǒyǐ yào chōuxuè hé yànniào. Ránhòu zuò shìlì hé tīnglì jiǎnchá. Zuìhòu zuò xīndiàntú, nǎodiàntú, fùbù chāoyīnbō yǐjí xiōngbù X guāng jiǎnchá.

Kèrén: Wèishénme yào zuò fùbù B chāo hé xīndiàntú?

Jiēdàiyuán: Fùbù B chāo kěyǐ fāxiàn zhīfánggān, dǎnjiéshí, gānyìnghuà, yíxiànái. Xīndiàntú kěyǐ fāxiàn xīnjī féihòu, chuándǎo zǔzhì, xīnlù shīcháng děng yìcháng zhèngzhuàng.

客人： 那后天要做什么检查？

接待员： 后天要做的是精密检查，例如一些内视镜检查、照CT。

接待员： 今天我先带您去量一下血压。请脱掉外套，坐好，让心脏、上臂、血压计在同一水平面上。

2

接待员： 现在我带您去抽血。

接待员： 请把袖子卷起来，握一下拳头。抽完血后，请压住棉球五分钟，不可以搓揉，以免造成血肿淤青。

客人： 如果血肿淤青了，怎么办？

接待员： 那就先冰敷，24小时后再热敷，就可以消肿了。

接待员： 接下来，我们要去照X光。请您去更衣室换衣服，并拿掉您身上的金属饰品。

客人： 体检报告什么时候能出来？

接待员： 常规的检查，当天就会出来，其他的一个星期后会寄给您。

客人： 我这次来韩国做健康检查花了很多钱。

接待员： 您是对的。预防胜于治疗！与其以后花大钱治病，不如现在花小钱做预防。

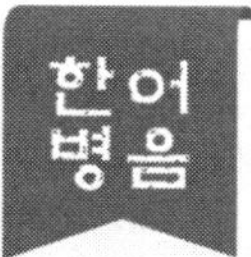

Kèrén: Nà hòutiān yào zuò shénme jiǎnchá?

Jiēdàiyuán: Hòutiān yào zuò de shì jīngmì jiǎnchá, lìrú yìxiē nèishìjìng jiǎnchá, zhào CT.

Jiēdàiyuán: Jīntiān wǒ xiān dài nín qù liáng yíxià xuèyā. Qǐng tuō diào wàitào, zuò hǎo, ràng xīnzàng, shàngbì, xuèyājì zài tóngyī shuǐpíngmiàn shàng.

2

Jiēdàiyuán: Xiànzài wǒ dài nín qù chōuxuè.

Jiēdàiyuán: Qǐng bǎ xiùzi juǎn qǐlaī, wò yíxià quántou. Chōu wán xuè hòu, qǐng yāzhù miánqiú wǔ fēnzhōng, bù kěyǐ cuō róu, yǐmiǎn zàochéng xuèzhǒng yūqīng.

Kèrén: Rúguǒ xuèzhǒng yūqīng le, zěnmebàn?

Jiēdàiyuán: Nà jiù xiān bīngfū,24 xiǎoshí hòu zài rèfū, jiù kěyǐ xiāo zhǒng le.

Jiēdàiyuán: Jiēxiàlai, wǒmen yào qù zhào X guāng. Qǐng nín qù gēngyīshì huàn yīfu, bìng nádiào nín shēnshang de jīnshǔ shìpǐn.

Kèrén: Tǐjiǎn bàogào shénme shíhou néng chūlai?

Jiēdàiyuán: Chángguī de jiǎnchá, dàngtiān jiù huì chūlai, qítā de yíge xīngqī hòu huì jì gěi nín.

Kèrén: Wǒ zhè cì lái Hánguó zuò jiànkāng jiǎnchá huā le hěnduō qián.

Jiēdàiyuán: Nín shì duì de. Yùfáng shèngyú zhìliáo! Yǔqí yǐhòu huā dàqián zhìbìng, bùrú xiànzài huā xiǎoqián zuò yùfáng.

□□	**套餐**	tàocān	명사	세트 음식. 세트 메뉴
□□	**体检**	tǐyàn	명사|동사	체험(하다)
□□	**空腹**	kōngfù	명사	공복
□□	**验尿**	yànniào	명사	소변검사
□□	**视力**	shìlì	명사	시력
□□	**心电图**	xīndiàntú	명사	심전도
□□	**脑电图**	nǎodiàntú	명사	뇌전도
□□	**腹部**	fùbù	명사	복부
□□	**超音波**	chāoyīnbō	명사	초음파
□□	**胸部**	xiōngbù	명사	흉부. 가슴
□□	**X光**	guāng	명사	X레이
□□	**B超**	chāo	명사	초음파
□□	**脂肪肝**	zhīfánggān	명사	지방간
□□	**胆结石**	dǎnjiéshí	명사	담결석
□□	**肝硬化**	gānyìnghuà	명사	간경화
□□	**胰腺癌**	yíxiànái	명사	췌장암
□□	**心肌肥厚**	xīnjīféihòu	명사	심근에 살이 찌다
□□	**量**	liáng	동사	(무게·길이·크기·양 따위를) 재다. 측정하다
□□	**血压计**	xuèyājì	명사	혈압기
□□	**袖口**	xiùkǒu	명사	소매
□□	**卷**	juǎn	동사	걷다. 말다
□□	**握**	wò	동사	쥐다[잡다]
□□	**拳头**	quántóu	명사	주먹

□□	**压住**	yāzhù	동사	단단히[꽉] 누르다
□□	**棉球**	miánqiú	명사	소독용 솜
□□	**更衣室**	gēngyīshì	명사	탈의실
□□	**预防**	yùfáng	명사|동사	예방(하다)
□□	**胜于**	shèngyú	동사	…보다 앞서다. …을 능가하다
□□	**治疗**	zhìliáo	동사	치료하다

1 ⇒ **先**做一些血常规和尿常规项目，所以要抽血和验尿。**然后做视力和听力检查。最后做心电图、脑电图、腹部超音波以及胸部X光检查。**

어떤 동작이나 행위의 연속적인 순서를 나타낼 때 '先~, 然后…, 最后 ——' 등의 문형을 사용한다. '먼저~하고나서 …하고, 마지막에 —— 한다'의 의미이다.

❶ 先拿个鸡蛋，然后再拿一个碗，最后把鸡蛋打在碗里面。

❷ 写作文的时候，要先解题，然后立意，最后再动笔。

❸ 首先我们要打好基础，然后巩固成绩，最后取得优异的成绩。

❹ 早上，我先穿衣，再刷牙，然后再洗脸，最后再吃早饭。

2 ⇒ 抽完血后，请压**住**棉球五分钟，不可以搓揉，⌣。

'꽉 누르다'의 의미인 '压住'는 동사 '住'가 다른 동사 '压'의 결과보어로 쓰인 것인데, 여기서 住'는 '견고, 확고함'을 나타낸다. 이외에 동작을 통하여 어떤 사람이나 사물을 일정한 위치에 확실히 '정지'하게 함을 나타내기도 한다.

❶ 我的电话号码你记住了吗?

❷ 他握住我的手。

❸ 他听见有人叫，就站住了。

❹ 还好公共汽车停住了，不然会撞到人。

3 → 常规的检查，当天就会出来，其他的一个星期后会寄**给**您。

'给'가 다른 동사 뒤에서 결과보어로 쓰이면 동작을 통하여 어떤 사물을 사람이나 단체에게 '주다, 바치다'의 의미를 나타낸다. '给'를 결과보어로 갖는 동사는 '送', '还', '寄', '借', '租', '交', '留', '传', '递' 등 '전달'의 의미를 갖고 있는 것들이다.

❶ 他送给我一本书。

❷ 我把这房子租给我认识的人。

❸ 怎样把一个大的文件传给别人？

❹ 你把那支笔递给我，好吗？

4 → 预防**胜于**治疗！

'胜于'는 '~보다 낫다' '~보다 좋다'의 의미로 주로 서면어에서 사용된다. 이때 '胜'은 '낫다, 우월하다' 의미의 동사이고, '于'는 '~보다'라는 의미의 어조사이다.

❶ 智慧胜于知识, 这句名言给你的体会是什么？

❷ 知行一致, 行胜于言。

❸ 你理解'责任胜于能力'这句话吗？

❹ 事实胜于雄辩。

5 → **与其**以后花大钱治病，**不如**现在花小钱做预防。

'与其'는 대개 '与其～不如…'의 문형으로 '～하느니 …하는게 낫다'의 의미를 나타내는 접속사이다. 이 경우는 선택하는 것이 뒷부분의 내용이다. 한편, '宁可～也不…'는 '차라리～할지언정 …하지는 않겠다'라는 의미로 선택하는 것이 앞부분의 내용이다.

❶ 与其看电影不如去爬山。

❷ 与其跟他结婚不如去死。

❸ 我宁可在家呆着，也不愿和他一起出去玩。

❹ 我宁可自己多做些，也不愿意把工作推给别人。

1

接待员： 你们这一次来韩国看牙，主要是看什么？

客人： 我最近牙齿有点儿疼，喝冷的、热的都会疼。还有我缺了几颗牙齿，想要植牙。我女儿牙齿长得不好，所以想让医生为她矫正牙齿。我丈夫牙齿黑黑黄黄的，他想要美白牙齿。

接待员： 那我先带你们去照X光，然后再让医生看牙。

客人： 这是什么机器？

接待员： 这是我们最新引进的3D立体牙科电脑断层系统。

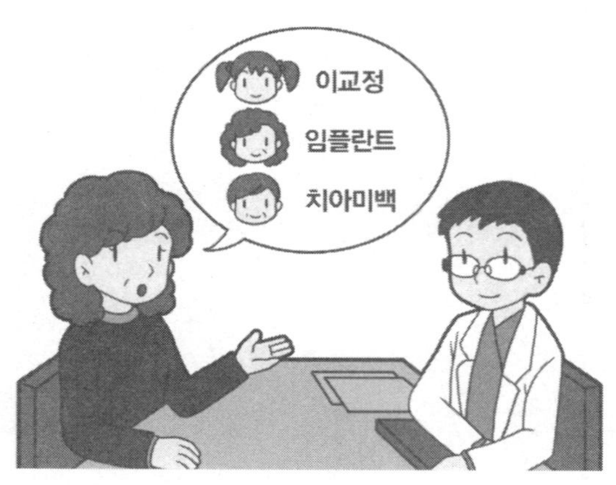

1

Jiēdàiyuán: Nǐmen zhè yícì lái Hánguó kàn yá, zhǔyào shi kàn shénme?

Kèrén: Wǒ zuìjìn yáchǐ yǒudiǎnr téng, hē lěng de, rè de doū huì téng. Hái yǒu wǒ quē le jǐ kē yáchǐ, xiǎng yào zhíyá. Wǒ nǚ'ér yáchǐ zhǎng de bù hǎo, suǒyǐ xiǎng ràng yīshēng wèi tā jiǎozhèng yáchǐ. Wǒ zhàngfu yáchǐ hēi hēi huáng huáng de, tā xiǎng yào měibái yáchǐ.

Jiēdàiyuán: Nà wǒ xiān dài nǐmen qù zhào X guāng, ránhòu zài ràng yīshēng kàn yá.

Kèrén: Zhè shì shénme jīqì?

Jiēdàiyuán: Zhè shì wǒmen zuìxīn yǐnjìn de 3D lìtǐ yákē diànnǎo duàncéng xìtǒng.

2

接待员： "啊！"，请张开嘴。您漱漱口，把水吐掉。嘴可以合起来了。经过检查，医生说您需要植6颗牙，补两颗牙，镶1个牙冠，拔3颗牙。

客人： 我只缺4颗牙，为什么要植6颗牙？

接待员： 因为您患了牙周炎，所以有两颗牙已经松动了，得拔除。

客人： 松动的牙一定要拔吗？

接待员： 是的，因为您的牙松动得很厉害，所以不能留了。而且您要植牙，旁边的牙齿一定要坚固，不然会影响植牙的效果。

客人： 那我的牙疼，医生要怎么处置？

接待员： 因为牙龈萎缩导致您的牙根外露，因此冷热刺激导致牙根过敏而疼痛。医生会帮您先做牙周手术，做牙龈下的刮治，清除牙结石，治疗您的牙周病。然后帮您把两颗蛀牙拔除牙髓神经，做根管治疗，再补牙。另外一颗牙因为蛀得比较厉害，无法用补的，需要镶牙冠。

2

Jiēdàiyuán: "A!", Qǐng zhāngkāi zuǐ. Nín shùshu kǒu, bǎ shuǐ tǔdiào. Zuǐ kěyǐ hé qǐlai le. Jīngguò jiǎnchá, yīshēng shuō nín xūyào zhí 6 kē yá, bǔ liǎng kē yá, xiāng 1 ge yáguān, bá 3 kē yá.

Kèrén: Wǒ zhǐ quē 4 kē yá, wèishénme yào zhí 6 kē yá?

Jiēdàiyuán: Yīnwèi nín huàn le yázhōuyán, suǒyǐ yǒu liǎng kē yá yǐjing sōngdòng le, děi báchú.

Kèrén: Sōngdòng de yá yídìng yào bá ma?

Jiēdàiyuán: Shì de, yīnwèi nín de yá sōngdòng de hěn lìhài, suǒyǐ bù néng liú le. Érqiě nín yào zhíyá, pángbiān de yáchǐ yídìng yào jiāngù, bùrán huì yǐngxiǎng zhíyá de xiàoguǒ.

Kèrén: Nà wǒ de yáténg, yīshēng yào zěnme chǔzhì?

Jiēdàiyuán: Yīnwèi yáyín wěisuō dǎozhì nínde yágēn wàilù, yīncǐ lěngrè cìjī dǎozhì yágēn guòmǐn ér téngtòng. Yīshēng huì bāng nín xiān zuò yázhōu shǒushù, zuò yáyín xià de guā zhì, qīngchú yá jiéshí, zhìliáo nín de yázhōubìng. ránhòu bāng nín bǎ liǎng kē zhùyá báchú yásuǐ shénjīng, zuò gēnguǎn zhìliáo, zài bǔyá. Lìngwài yì kē yá yīnwèi zhù de bǐjiào lìhai, wúfǎ yòng bǔ de, xūyào xiāng yáguān.

3

客人： 植一颗牙多少钱呀？

接待员： 您想植什么牌子的人工牙根呢？

我们有进口的，也有韩国国产的牌子，平均一颗200万韩币左右。

客人： 还有什么其它的费用吗？

接待员： 您因为骨床不够厚，需要补骨粉，必须另外收费。

客人： 补骨粉的费用大概是多少？

接待员： 大概150万韩币。

客人： 植牙手术后，有什么要注意的？

接待员： 没什么不舒服的话可以正常进食，吃东西尽量避开植牙的位置。刷牙也可以正常刷，但植牙的地方要轻柔些。

客人： 拆线后大概要多长时间才能装上面的烤瓷牙？

接待员： 大概要三个月后才能取模做烤瓷牙。

客人： 植牙之后的牙齿保健需要注意些什么？

接待员： 牙齿保健和其他正常牙齿一样，重要的是得定期到医院检查及洗牙。具体的情形，我会请中文咨询师再详细给您介绍。

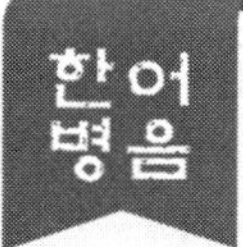

Kèrén:　Zhí yì kē yá duōshǎo qián ya?

Jiēdàiyuán:　Nín xiǎng zhí shénme páizi de réngōng yágēn ne?

Wǒmen yǒu jìnkǒu de, yě yǒu Hánguó guóchǎn de páizi, píngjūn yì kē 200 wàn hánbì zuǒyòu.

Kèrén:　Hái yǒu shénme qítā de fèiyòng ma?

Jiēdàiyuán:　Nín yīnwèi gǔchuáng búgòu hòu, xūyào bǔ gǔfěn, bìxū lìngwài shōufèi.

Kèrén:　Bǔ gǔfěn de fèiyòng dàgài shì duōshao?

Jiēdàiyuán:　Dàgài 150 wàn hánbì.

Kèrén:　Zhíyá shǒushù hòu, yǒu shénme yào zhùyì de?

Jiēdàiyuán:　Méi shénme bù shūfu dehuà kěyǐ zhèngcháng jìnshí, chī dōngxi jǐnliàng bì kāi zhíyá de wèizhì. Shuāyá yě kěyǐ zhèngcháng shuā, dàn zhíyá de dìfang yào qīngróu xiē.

Kèrén:　Chāixiàn hòu dàgài yào duō cháng shíjiān cáinéng zhuāng shàngmiàn de kǎocíyá?

Jiēdàiyuán:　Dàgài yào sān ge yuè hòu cáinéng qǔmó zuò kǎocíyá.

Kèrén:　Zhíyá zhīhòu de yáchǐ bǎojiàn xūyào zhùyì xiē shénme?

Jiēdàiyuán:　Yáchǐ bǎojiàn hé qítā zhèngcháng yáchǐ yíyàng, zhòngyào de shì děi dìngqī dào yīyuàn jiǎnchá jí xǐyá. Jùtǐ de qíngxíng, wǒ huì qǐng zhōngwén zīxúnshī zài xiángxì gěi nín jièshào.

	牙齿	yáchǐ	명사	이. 치아
□□	牙齿	yáchǐ	명사	이. 치아
□□	缺	quē	동사	모자라다
□□	颗	kē	양사	알. 방울
□□	植	zhí	동사	심다. 재배하다
□□	医生	yīshēng	명사	의사. 의원
□□	漱	shù	동사	(입 안을) 가시다. 양치질하다
□□	吐	tǔ	동사	토하다. (내)뱉다
□□	掉	diào	동사	(아래로) 떨어지다. 떨어뜨리다
□□	牙冠	yáguān	명사	이에 씌우는 관. 크라운
□□	拔除	báchú	동사	(이를) 뽑다. 빼다
□□	牙周炎	yázhōuyán	명사	치주염
□□	牙根	yágēn	명사	잇몸. 잇몸뿌리
□□	疼痛	téngtòng	명사	동통. 아픔　형용사　아프다
□□	牙龈	yáyín	명사	잇몸
□□	牙结石	yájiéshí	명사	치석
□□	蛀牙	zhùyá	명사	충치
□□	牙髓神经	yásuǐshénjīng	명사	잇몸신경
□□	根管	gēnguǎn	명사	잇몸 뿌리관
□□	牙桥	yáqiáo	명사	치아 브릿지
□□	骨粉	gǔfěn	명사	뼈 가루
□□	尽量	jǐnliàng	부사	가능한 한. 되도록
□□	刷牙	shuāyá	동사	이를 닦다
□□	烤瓷牙	kǎocíyá	명사	도자기 치아

☐☐	**重要**	zhòngyào	형용사	중요하다
☐☐	**定期**	dìngqī	동사	기일·기한을 정하다
☐☐	**医院**	yīyuàn	명사	의원. 병원
☐☐	**具体**	jùtǐ	형용사	구체적이다
☐☐	**情形**	qíngxing	명사	정황(情况). 형편
☐☐	**咨询师**	zīxún	명사	자문을 해주는 사람
☐☐	**详细**	xiángxì	형용사	상세하다. 자세하다
☐☐	**介绍**	jièshào	동사	소개하다. 설명하다

1 ➡ 因为您的牙松动得很**厉害**，所以不能留了。

'厉害'는 '사납다' '무섭다'의 의미도 있지만 예문에서는 '대단히 심하다'의 의미로 동사의 정도보어로 사용되었다.

❶ 老婆很厉害怎么办?

❷ 究竟两个人谁更厉害?

❸ 第一次上门时，他穿了一条破得厉害的牛仔裤。

❹ 天热得厉害。

2 ➡ 您要植牙，旁边的牙齿一定要坚固，**不然**会影响植牙的效果。

'不然'은 '그렇지 않으면'이란 의미로 '만약 앞절에 말한 상황대로 하지 않으면 뒷 절의 상황이 발생할 것'임을 나타내는 접속사이다. 대개 뒷 절의 시작부분에 쓰인다. '要不', '要不然(的话)', '否则' 등과 같은 의미인데, '要不'는 구어체에, '要不然(的话)', '否则'는 주로 서면어에 많이 쓰인다.

❶ 我们得早点儿出发，不然赶不上早班飞机。

❷ 请记得叫醒我，不然我会睡过头。

❸ 该走了，要不就要迟到了。

❹ 你最好坐飞机去桂林，否则会赶不上开会。

3 我们有进口的，也有韩国国产的牌子，平均一颗200万韩币左右。

일반적으로 '명사술어문'이란 '명사, 명사구, 수량구 등이 술어의 주요 성분이 되는 구절'을 말한다. 대개 날짜, 요일, 시간, 나이, 금액 등 수량과 관련 있거나 본적 등을 나타내는 경우이다. 부정문은 명사술어 앞에 '不是'를 붙인다.

❶ 今天9月11号，星期四。

❷ 我北京人，我丈夫上海人。

❸ 现在不是10点半。

❹ 她今年不是40岁。

4 您因为骨床不**够**厚，需要补骨粉，必须另外收费。

형용사 '够'는 '충분하다'의 의미로 단독으로 쓰이지만, 예문에서는 부사로 '충분히'의 의미로 '정도가 어느 일정한 기준에 이르렀음'을 나타낸다. 따라서 부정문에 사용되면 일정한 기준에 다다르지 못했음을 나타내는데 이때 어기는 비교적 완곡하다. 한편, '대단히'의 의미로 '정도가 심함'을 나타내는데 이 경우는 문미에 '的'나 '了'를 동반한다.

❶ 这个学生学习不够努力。

❷ 这条电线够长了，把它剪掉吧。

❸ 今天真够热的。

❹ 他的手段够残忍的。

> **5** → 没什么不舒服的话可以正常进食，吃东西**尽量**避开植牙的位置。

'尽量'은 '가능한 한, 될 수 있는 대로'의 의미로 '힘이 닿는 범위 안에서 최대한'을 나타내는 부사이다. 이 경우는 'jǐnliàng'로 읽는다. 한편, 'jìnliàng'으로 읽을 때는 '양을 다 채우다'의 의미로 동사로서의 용법이다.

❶ 能参加的活动，尽量参加。

❷ 你走路尽量慢一些，后面的团员都跟不上。

❸ 请尽量吃吧!

❹ 喝了两瓶烧酒，还没尽量。

整形美容服务

성형외과 서비스

01 我们帮您安排的是正规医院。
Wǒmen bāng nín ānpái de shì zhèngguī yīyuàn
저희가 당신께 안내해드린 병원은 합법적인 정식병원입니다.

02 请您尽管放心，我会协助您的。
Qǐng nín jǐnguǎn fàngxīn, wǒ huì xiézhù nín de
안심하세요, 저희가 도와 드릴 것입니다.

03 请放心，这里一切是保密的。
Qǐng fàngxīn, zhèli yíqiè shì bǎomì de
안심하세요. 이곳의 모든 것은 비밀이 유지됩니다.

04 护士在叫您了。
Hùshi zài jiào nín le
간호사가 당신을 부릅니다.

05 院长请您咬紧牙齿，他帮您看看您的咬肌。
Yuànzhǎng qǐng nín yǎojǐn yáchǐ, tā bāng nín kànkan nín de yǎojī
원장선생님께서 턱 근육을 보기 위하여 이를 악물어 보라고 하십니다.

06 您还有什么疑问吗？
Nín hái yǒu shénme yíwèn ma
다른 의문점이 있으신가요?

07 您先坐一会儿，我去请室长过来。
Nín xiān zuò yíhuìr, wǒ qù qǐng shìzhǎng guòlai
잠시 앉아계십시오, 실장님을 모시고 오겠습니다.

08 您有什么不了解的吗？
Nín yǒu shénme bù liǎojiě de ma?
이해하지 못하신 부분이 있으신가요?

09 手术都是院长亲自主刀。
Shǒushù dōu shì yuànzhǎng qīnzì zhǔdāo
수술은 원장선생님께서 직접 집도 하십니다.

10

那您现在决定要怎么做呢？

Nà nín xiànzài juédìng yào zěnme zuò ne?
그렇다면 당신은 이제 어떻게 할 것인지 결정 하셨나요?

11

得在医院观察24小时。

Děi zài yīyuàn guānchá 24 xiǎoshí
24시간 동안 병원에서 관찰해야만 합니다.

12

做完睡一两个小时就可以出院。

Zuòwán shuì yì liǎng ge xiǎoshí jiù kěyǐ chūyuàn
수술 후 한두 시간만 자고 일어나서 병원을 나가셔도 됩니다.

13

护士会帮您输止痛药。

Hùshi huì bāng nín shū zhǐtòngyào
간호사가 당신에게 진통제를 놓아 줄 것입니다.

14

手术后3-4天都只能喝流质食物。

Shǒushù hòu 3-4 tiān dōu zhǐ néng hē liúzhì shíwù
수술 후 3-4일 동안은 유동식만 드셔야 합니다.

15

手术后一直到拆线前都不能洗脸。

Shǒushù hòu yìzhí dào chāixiàn qián dōu bùnéng xǐliǎn
수술 후 실밥을 풀기 전 까지는 세수를 하실 수 없습니다.

16

手术完后，医院会给您开个整形证明。

Shǒushù wán hòu, yīyuàn huì gěi nín kāi ge zhěngxíng zhèngmíng
수술 후에 병원에서 당신에게 성형수술 증명서를 발급해 드릴 것입니다.

17

一周内都不要饮酒,尽量少吃辛辣、刺激性的食物。

Yìzhōu nèi dōu búyào yǐnjiǔ, jǐnliàng shǎo chī xīnlà, cìjīxìng de shíwù
일주일 동안은 금주하시고 맵거나 자극적은 음식은 가능한 적게 드십시오.

18

否则可能会引起感染。

Fǒuzé kěnéng huì yǐnqǐ gǎnrǎn
그렇지 않으면 아마도 감염을 일으킬 것입니다.

19 尽量减少户外活动，避免手术部位受灰尘沾染。

Jǐnliàng jiǎnshǎo hùwài huódòng, bìmiǎn shǒushù bùwèi shòu huīchén zhānrǎn

먼지에 의한 수술부위감염을 막기 위해 외부 활동을 되도록 줄이십시오.

20 要避免做剧烈运动。

Yào bìmiǎn zuò jùliè yùndòng

격렬한 운동은 피하십시오.

1

接待员：　我看您好像有点紧张。

客人：　　是呀，我第一次接受整形手术。不知道会不会很痛？

接待员：　其实您这次短期来韩，只是做微整形，都是一些小手术，做点儿局部麻醉，切口小，恢复很快。有些还不需要动刀，只用到针头或激光仪器，所以不会那么痛。而且美容手术后，一般会给您3到5天的抗生素和止痛药，所以不用担心痛的问题。

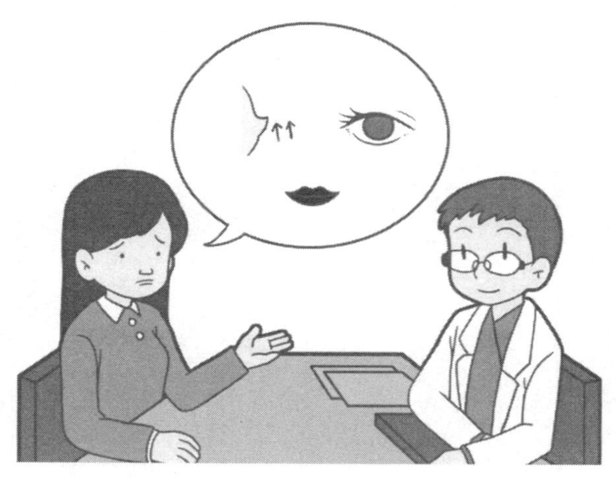

1

Jiēdàiyuán: Wǒ kàn nín hǎoxiàng yǒudiǎn jǐnzhāng.

Kèrén: Shì ya, wǒ dìyīcì jiēshòu zhěngxíng shǒushù. Bù zhīdào huìbuhuì hěn tòng?

Jiēdàiyuán: Qíshí nín zhè cì duǎnqī lái Hán, zhǐshì zuò wēizhěngxíng dōu shì yìxiē xiǎo shǒushù, zuò diǎnr júbù mázuì, qiēkǒu xiǎo, huīfù hěn kuài. Yǒuxiē hái bù xūyào dòngdāo, zhǐ yòngdào zhēntóu huò jīguāng yíqì, suǒyǐ bú huì nàme tòng. Érqiě měiróng shǒushù hòu, yìbān huì gěi nín 3 dào 5 tiān de kàngshēngsù hé zhǐtòngyào, suǒyǐ búyòng dānxīn tòng de wèntí.

客人： 听很多人说,"美容手术"也可能出现失血过多、感染、
手术后留下刀痕和疤痕等现象，我有点儿担心手术能
不能成功。

接待员： 请不要担心。我们帮您安排的是正规医院，不是私人
小诊所。这家医院的手术成功案例众多，医师们的技
术成熟，经验丰富。请您尽管放心，我会协助您的。

客人： 还有啊，别人都以为我来韩国观光，会不会被人知道
我是来整形的？

接待员： 请放心，这里一切是保密的。护士在叫您了，我们快
进去与院长咨询吧。

2

客人： 我的五官长得不漂亮，眼睛小，鼻子有点塌，嘴唇太
薄了，我希望有尹恩惠高挺的鼻子，宋慧乔的性感樱
桃小嘴，眼睛像金泰熙，我想要有一张明星脸，可能吗？

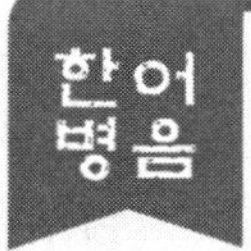

Kèrén:
Tīng hěn duō rén shuō, "měiróng shǒushù" yě kěnéng chūxiàn shīxuè guòduō, gǎnrǎn, shǒushù hòu liúxià dāohén hé bāhén děng xiànxiàng, wǒ yǒudiǎnr dānxīn shǒushù néngbunéng chénggōng.

Jiēdàiyuán:
Qǐng búyào dānxīn. Wǒmen bāng nín ānpái de shì zhèngguī yīyuàn, búshì sīrén xiǎo zhěnsuǒ. Zhè jiā yīyuàn de shǒushù chénggōng ànlì zhòngduō, yīshīmen de jìshù chéngshú, jīngyàn fēngfù. Qǐng nín jǐnguǎn fàngxīn, wǒ huì xiézhù nín de.

Kèrén:
Hái yǒu a, biérén dōu yǐwéi wǒ lái Hánguó guānguāng, huìbuhuì bèi rén zhīdào wǒ shì lái zhěngxíng de?

Jiēdàiyuán:
Qǐng fàngxīn, zhèli yíqiè shì bǎomì de. Hùshi zài jiào nín le, wǒmen kuài jìnqu yǔ yuànzhǎng zīxún ba.

2

Kèrén:
Wǒ de wǔguān zhǎng de bú piàoliang, yǎnjing xiǎo, bízi yǒudiǎn tā, zuǐchún tài báo le, wǒ xīwàng yǒu Yǐn Enhuì gāo tǐng de bízi, Sòng Huìqiáo de xìnggǎn yīngtáo xiǎo zuǐ, yǎnjing xiàng Jīn Tàixī, wǒ xiǎng yào yǒu yìzhāng míngxīngliǎn, kěnéng ma?

接待员：　院长说，如果按照您的希望，您需要：1.眼睛开内、

外眼角，做个双眼皮。2.隆鼻。3.削下颚骨，就是耳朵到

下巴的部分。

客人：　削下颚骨？我脸大不是因为咬肌和脂肪的关系吗？

中国的医生叫我打肉毒杆菌去咬肌。

接待员：　院长请您咬紧牙齿，他帮您看看您的咬肌。院长说您

没有咬肌，而且脂肪也很少，是骨头的原因。

客人：　我不是很想做下巴，一定要做吗？

接待员：　院长请您笑一笑。院长说您的下巴看起来比较短，

但是笑的时候就不短，属于可做可不做的类型。但是做

的话会更漂亮！

3

客人：　那双眼皮要怎么做呢？

接待员：　院长说，因为您还年轻而且又是第一次做双眼皮，

用埋线法效果最好。

客人：　那隆鼻呢？

接待员：　院长说，取您鼻翼的软骨垫您的鼻头。

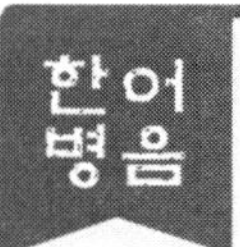

Jiēdàiyuán: Yuàn zhǎng shuō, rúguǒ ànzhào nín de xīwàng, nín xūyào: 1. Yǎnjing kāi nèi, wài yǎnjiǎo. Zuò ge shuāngyǎnpí 2. Lóngbí. 3. xiāo xià'ègǔ, jiùshì ěrduo dào xiàba de bùfèn.

Kèrén: Xiāo xià'ègǔ? Wǒ liǎn dà búshì yīnwèi yǎojī hé zhīfáng de guānxi ma? Zhōngguó de yīshēng jiào wǒ dǎ ròudúgǎnjūn qù yǎojī.

Jiēdàiyuán: Yuànzhǎng qǐng nín yǎojǐn yáchǐ, tā bāng nín kànkan nín de yǎojī. Yuànzhǎng shuō nín méiyǒu yǎojī, érqiě zhīfáng yě hěn shǎo, shì gǔtou de yuányīn.

Kèrén: Wǒ búshì hěn xiǎng zuò xiàba, yídìng yào zuò ma?

Jiēdàiyuán: Yuànzhǎng qǐng nín xiàoyixiào. Yuànzhǎng shuō nín de xiàba kànqǐlai bǐjiào duǎn, dànshì xiào de shíhou jiù bù duǎn, shǔyú kě zuò kě búzuò de lèixíng. Dànshì zuò de huà huì gèng piàoliang!

3

Kèrén: Nà shuāngyǎnpí yào zěnme zuò ne?

Jiēdàiyuán: Yuànzhǎng shuō, yīnwèi nín hái niánqīng érqiě yòu shì dì yīcì zuò shuāngyǎnpí, yòng máixiànfǎ xiàoguǒ zuì hǎo.

Kèrén: Nà lóngbí ne?

Jiēdàiyuán: Yuànzhǎng shuō, qǔ nín bíyì de ruǎngǔ diàn nín de bítou.

客人：　　可是在中国，有一个医生说要取我耳朵后的软骨帮我
　　　　　隆鼻。

接待员：　院长说，因为您的鼻翼比较大，不必像别人一样取耳
　　　　　朵后的软骨。您还有什么疑问吗？院长说整形方案已
　　　　　经出来了，让我们可以去见室长了。其他的细节，
　　　　　室长会详细向我们说明。

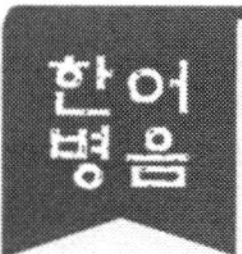

Kèrén:	Kěshì zài Zhōngguó, yǒu yíge yīshēng shuō yào qǔ wǒ ěr duo hòu de ruǎn gǔ bāng wǒ lóngbí.
Jiēdàiyuán:	Yuànzhǎng shuō yīnwèi nín de bíyì bǐjiào dà, búbì xiàng biérén yíyàng qǔ ěrduo hòu de ruǎn gǔ. Nín háiyǒu shénme yíwèn ma? Yuànzhǎng shuō zhěngxíng fāng'àn yǐjīng chūlai le, ràng wǒmen kěyǐ qù jiàn shìzhǎng le. Qítā de xìjié, shìzhǎng huì xiángxì xiàng wǒmen shuōmíng.

□□	好像	hǎoxiàng	부사	마치 …과 같다. …과 비슷하다
□□	整形	zhěngxíng	동사	성(정)형하다
□□	麻醉	mázuì	동사	마취하다
□□	针头	zhēntóu	명사	주사 바늘. 주사침
□□	激光	jīguāng	명사	레이저(laser)
□□	抗生素	kàngshēngsù	명사	항생소. 항생물질
□□	止痛药	zhǐtòngyào	명사	진통제
□□	感染	gǎnrǎn	동사	감염되다. 전염되다
□□	疤痕	bāhén	명사	흉(터). 상처
□□	正规	zhèngguī	형용사	정규의. 표준의
□□	尽管	jǐnguǎn	부사	얼마든지
□□	放心	fàngxīn	동사	마음을 놓다. 안심하다
□□	协助	xiézhù	동사	협조하다. 거들어 주다
□□	保密	bǎomì	동사	비밀을 지키다
□□	护士	hùshi	명사	간호사
□□	院长	yuànzhǎng	명사	원장
□□	五官	wǔguān	명사	눈, 코, 입 등 오관
□□	嘴唇	zuǐchún	명사	입술의 통칭
□□	眼角	yǎnjiǎo	명사	안각. 눈초리와 눈구석의 총칭
□□	双眼皮	shuāngyǎnpí	명사	쌍꺼풀
□□	削	xiāo	동사	깎다. 껍질을 벗기다.
□□	颚骨	ègǔ	명사	턱뼈
□□	下巴	xiàba	명사	(아래턱)의 통칭

□□	脸	liǎn	명사	얼굴
□□	咬肌	yǎojī	명사	턱 근육
□□	脂肪	zhīfáng	명사	지방
□□	肉毒杆菌	ròudúgǎnjūn	명사	보톡스
□□	属于	shǔyú	동사	~(의 범위)에 속하다
□□	埋线法	máixiànfǎ	명사	매몰법(쌍꺼풀 수술의 일종)
□□	鼻翼	bíyì	명사	콧방울
□□	软骨	ruǎngǔ	명사	연골
□□	室长	shìzhǎng	명사	실장
□□	似的	shìde	조사	…와 같다. …와 비슷하다

1 ➡ **我看您好像有点紧张。**

'紧张'은 예문에서 '(정신적으로)긴장하다'의 의미인 동사이다. 한편, '紧张'은 형용사로서 '바쁘다' '긴박하다'의 의미나 '부족하다' '(경제적으로)힘에 부치다' 등의 의미로서 많이 쓰인다.

❶ 在大家面前唱歌免不了有些紧张。

❷ 我一紧张就上厕所。

❸ 这次时间太紧张，很多地方招待不周，请多包涵。

❹ 一些居民集中的地方，公共体育设施很紧张。

2 ➡ **请您尽管放心，我会协助您的。**

예문에서 '尽管'은 '얼마든지, 마음 놓고'의 의미로 대개 긍정의 의미를 가진 동사와 호응하는 부사이다. 한편, '尽管'이 접속사로서는 '비록~라 하더라도' '~에도 불구하고'의 의미로 '可是' '但是' '然而' 등과 호응하여 전환관계 복문을 형성하기도 한다.

❶ 想睡觉尽管睡，反正是星期天。

❷ 他什么时候想来玩，尽管让他来。

❸ 尽管有点儿发烧，但是哥哥还是去上班了。

❹ 尽管他不接受我的意见，然而我还是要说。

3 → 别人都**以为**我来韩国观光，会不会被人知道我是来整形的？

'*以为*'는 '여기다' '생각하다'의 의미로 사람이나 사물에 대한 관점이나 태도, 판단을 나타내는 동사이다. 주로 개인적인 인식이나 생각을 나타내므로 주관성이 강하고 어기가 약하다. 또한 많은 경우 '사실과 다른 판단'에 사용한다. 반면, '*认为*'는 이러한 용법이 없고 판단을 나타낼 때 어기가 '*以为*' 보다 강하다.

❶ 她显得年轻，别人以为她还不到30岁。

❷ 他以为你不来了，没想到你来了。

❸ 大家都认为你做代表比较合适。

❹ 我认为他不会支持你的。

4 → 我脸大**不是**因为咬肌和脂肪的关系**吗**？

'*不是~吗?*'는 '~아니에요?'라는 의미로 반문을 통해 나타내고자 하는 내용을 더욱 강조하는 반어문의 한 유형이다. 일반적으로 긍정문 형식은 부정의 내용을 강조하고, 부정의 형식은 긍정의 내용을 강조한다. 이 외 의문대명사나 부사 등을 사용해서도 반어문을 구성할 수 있다.

❶ 这不是你的衣服吗？怎么穿在他的身上？

❷ 你不是学过英语吗？

❸ 这件事，我什么时候告诉你了？

❹ 难道你不能再去一次吗？

5 ⇒ 其他的细节，室长会详细**向**我们说明。

‘向’은 ‘~에게’의 의미로 동작의 대상을 이끄는 전치사이다. 이 경우는 전치사 구가 늘 동사 앞에 위치한다. 이외에 ‘向’이 ‘~를 향하여’란 의미로 동작의 방향을 나타내기도 하는데, 이때는 술어 앞에 쓰일 수도 있고 방향이나 위치를 나타내는 동사의 뒤에 쓰일 수도 있다.

❶ 她向我表白，怎么办?

❷ 他向我提了一个问题。

❸ 他向那条路开去了。

❹ 云飘向何方?

1

咨询师： 您好！我是这里负责商谈的咨询师。我姓安，您可以叫我安室长。对于我们院长建议的整形方案，您有什么不了解的吗？

客人： 院长说隆鼻时，要取我鼻翼的软骨垫我的鼻头，为什么要这么做？

咨询师： 因为您说想要有明星一般的鼻子，那么鼻子就会做得比较高。所以院长会用硅胶垫您的鼻梁，用您鼻翼的软骨垫您的鼻头。刚做完时，整个鼻子会很硬，但后来会慢慢软下来。

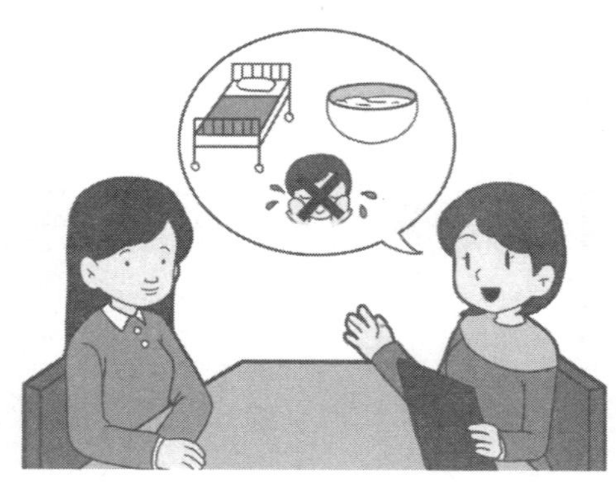

1

Zīxúnshī: Nín hǎo! Wǒ shì zhèli fùzé shāngtán de zīxúnshī. Wǒ xìng Ān, nín kěyǐ jiào wǒ Ān shìzhǎng. Duìyú wǒmen yuànzhǎng jiànyì de zhěngxíng fāng'àn, nín yǒu shéme bù liǎojiě de ma?

Kèrén: Yuànzhǎng shuō lóngbí shí, yào qǔ wǒ bíyì de ruǎngǔ diàn wǒ de bítou, wèishéme yào zhème zuò?

Zīxúnshī: Yīnwèi nín shuō xiǎngyào yǒu míngxīng yìbān de bízi, nàme bízi jiù huì zuò de bǐjiào gāo. Suǒyǐ yuànzhǎng huì yòng guījiāo diàn nín de bíliáng, yòng nín bíyì de ruǎngǔ diàn nín de bítou. Gāng zuòwán shí, zhěngge bízi huì hěn yìng, dàn hòulái huì mànmàn ruǎn xiàlai.

客人： 如果这样做，那鼻子不是有伤口吗？

咨询师： 不会的，鼻子的伤口都在鼻腔里，外面完全看不到伤口。

2

客人： 我觉得削骨挺可怕的。

咨询师： 其实削骨手术是最不危险的，因为不用放入任何假体，没有排斥相容的问题，只是拿出来东西。但是这项手术对医生的技术要求比较高，而我们院长的技术在韩国算是一流的，所以您根本不用担心害怕。

客人： 是吗？

咨询师： 那您现在决定要怎么做呢？

客人： 我和家人讨论以后，我决定只做眼睛、鼻子、下颌角，这样得多少钱啊？

咨询师： 这样的话，手术费和护理费一共是19500美金。手术我就帮您定在18号。

客人： 为什么不能定17号呢？我这次只来韩国10天，不能快一点吗？

咨询师： 很抱歉，因为17号是星期日，医院不上班。

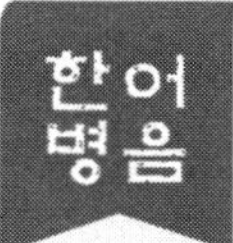

Kèrén: Rúguǒ zhèyàng zuò, nà bízi búshì yǒu shāngkǒu ma?

Zīxúnshī: Bú huì de, bízi de shāngkǒu dōu zài bíqiāng li, wàimiàn wánquán kàn bu dào shāngkǒu.

2

Kèrén: Wǒ juéde xuēgǔ tǐng kěpà de.

Zīxúnshī: Qíshí xuēgǔ shǒushù shì zuì bù wēixiǎn de, yīnwèi búyòng fàng rù rènhé jiǎtǐ, méiyǒu páichì xiāngróng de wèntí, zhǐshì náchulai dōngxi. Dànshì zhè xiàng shǒushù duì yīshēng de jìshù yāoqiú bǐjiào gāo, ér wǒmen yuànzhǎng de jìshù zài Hánguó suànshì yīliú de, suǒyǐ nín gēnběn búyòng dānxīn hàipà.

Kèrén: Shì ma?

Zīxúnshī: Nà nín xiànzài juédìng yào zěnme zuò ne?

Kèrén: Wǒ hé jiārén tǎolùn yǐhòu, wǒ juédìng zhǐ zuò yǎnjing, bízi, xià'èjiǎo, zhèyàng děi duōshao qián a?

Zīxúnshī: Zhèyàng dehuà, shǒushùfèi hé hùlǐfèi yígòng shì 19500 měijīn. Shǒushù wǒ jiù bāng nín dìng zài 18 hào.

Kèrén: Wèishéme bùnéng dìng 17 hào ne? Wǒ zhè cì zhǐ lái 10 tiān, bùnéng kuài yìdiǎn ma?

Zīxúnshī: Hěn bàoqiàn, yīnwèi 17 hào shì xīngqīrì, yīyuàn bú shàngbān.

3

客人：　哦，那手术有什么要注意的呢？

咨询师：　因为您做下颚角需要全身麻醉，所以手术前10小时就得开始不吃不喝。18号早上10点，您来医院以后，先把脸洗干净，换上手术服，里面什么都别穿。打一下点滴，抽血，测体重、身高，让麻醉师计算麻醉量。然后先做眼睛的手术，因为眼睛是局部麻醉，手术过程中医生会要求你张开、闭合。下午进大手术室做全身麻醉，进行其它手术，然后住院一天。

客人：　为什么要住院一天？

咨询师：　因为您做了下颚角，所以得在医院观察24小时。如果只做鼻子、眼睛就不用住院，做完睡一两个小时就可以出院。

客人：　我懂了。

咨询师：　手术后，医生会在您的嘴里插两根管子排污血，护士会帮您输止痛药。第2天早上醒来后，可以开始喝点水，不过要用药水漱口，因为口里有伤口，要防止感染。第2天下午，等护士取下那两根管子和眼睛上的胶布，打了针，然后拿7天的消炎药以后，您就可以出院了。手术后3-4天都只能喝流质食物，尤其是手术后的第1天，因为嘴里伤口的关系不能喝热的。

Kèrén: Ó, nà shǒushù yǒu shénme yào zhùyì de ne?

Zīxúnshī: Yīnwèi nín zuò xià'èjiǎo xūyào quánshēn mázuì, suǒyǐ shǒushù qián 10 xiǎoshí jiù děi kāishǐ bù chī bù hē. 18 hào zǎoshang 10 diǎn, nín lái yīyuàn yǐhòu, xiān bǎ liǎn xǐ gānjìng, huànshàng shǒushùfú, lǐmiàn shénme dōu bié chuān. Dǎ yíxià diǎndī, chōuxuè, cè tǐzhòng, shēngāo, ràng mázuìshī jìsuàn mázuìliàng. Ránhòu xiān zuò yǎnjing de shǒushù, yīnwèi yǎnjing shì júbù mázuì, shǒushù guòchéng zhōng yīshēng huì yāoqiú nǐ zhāngkāi, bìhé. Xiàwǔ jìn dà shǒushùshì zuò quánshēn mázuì, jìnxíng qítā shǒushù, ránhòu zhùyuàn yìtiān.

Kèrén: Wèishéme yào zhùyuàn yìtiān?

Zīxúnshī: Yīnwèi nín zuò le xià'èjiǎo, suǒyǐ děi zài yīyuàn guānchá 24 xiǎoshí. Rúguǒ zhǐ zuò bízi, yǎnjing jiù búyòng zhùyuàn, zuòwán shuì yì liǎng ge xiǎoshí jiù kěyǐ chūyuàn.

Kèrén: Wǒ dǒng le.

Zīxúnshī:: Shǒushù hòu, yīshēng huì zài nín de zuǐli chā liǎng gēn guǎnzi pái wūxuè, hùshì huì bāng nín shū zhǐtòngyào. Dì 2 tiān zǎoshang xǐng lai hòu, kěyǐ kāishǐ hē diǎn shuǐ, búguò yào yòng yàoshuǐ shùkǒu, yīnwèi kǒuli yǒu shāngkǒu, yào fángzhǐ gǎnrǎn. Dì 2 tiān xiàwǔ, děng hùshi qǔxià nà liǎng gēn guǎnzi hé yǎnjing shàng de jiāobù, dǎ le zhēn, ránhòu ná 7 tiān de xiāoyányào yǐhòu, nín jiù kěyǐ chūyuàn le. Shǒushù hòu 3-4 tiān dōu zhǐnéng hē liúzhì shíwù, yóuqí shì shǒushù hòu de dì 1 tiān, yīnwèi zuǐli shāngkǒu de guānxi bùnéng hē rède.

（4）

客人： 手术后可以洗脸吗？

咨询师： 手术后一直到拆线前都不能洗脸。手术后的7天，您都需要每天来医院检查、打针、清洁鼻孔和眼睛。

客人： 那鼻子和眼睛什么时候可以拆线？

咨询师： 鼻子是手术后第5天，眼睛后眼角的线是第7天拆。一般来说，鼻子做完后的第1天，都会流鼻血。但如果鼻血积在里面，鼻子有淤血，就需要把淤血抽出来。得连续抽5天，这样的话，会超过您回国的日子，到时候您的机票能改期吗？

客人： 我的机票不能改期，怎么办？

咨询师： 没关系，用吃药的也行，就是会消得慢一点，到时候院长会加开10天的消炎药给您。

客人： 我的脸什么时候可以恢复？

咨询师： "自然"需要3个月，"完全恢复"需要半年。

客人： 那我回国的那天，如果脸还是很肿，海关认不出我是谁，怎么办？

咨询师： 请放心，手术完后，医院会给您开个整形证明，说您动了哪里哪里，您可以拿着那个证明回国。

4

Kèrén: Shǒushù hòu kěyǐ xǐliǎn ma?

Zīxúnshī: Shǒushù hòu yìzhí dào chāixiàn qián dōu bùnéng xǐliǎn. Shǒushù hòu de 7 tiān, nín dōu xūyào měitiān lái yīyuàn jiǎnchá, dǎzhēn, qīngjié bíkǒng hé yǎnjing.

Kèrén: Nà bízi hé yǎnjing shénme shíhou kěyǐ chāixiàn?

Zīxúnshī: Bízi shì shǒushù hòu dì 5 tiān, yǎnjing hòu yǎnjiǎo de xiàn shì dì 7 tiān chāi. Yìbān lái shuō, bízi zuòwán hòu de dì 1 tiān, dōuhuì liú bíxiě. Dàn rúguǒ bíxiè jī zài lǐmiàn, bízi yǒu yūxuè, jiù xūyào bǎ yūxuè chōu chulai. Děi liánxù chōu 5 tiān, zhèyàng dehuà, huì chāoguò nín huíguó de rìzi, dào shíhou nín de jīpiào néng gǎiqī ma?

Kèrén: Wǒ de jīpiào bùnéng gǎiqī, zěnme bàn?

Zīxúnshī: Méi guānxi, yòng chī yào de yě xíng, jiùshì huì xiāo de màn yìdiǎn, dào shíhou yuànzhǎng huì jiā kāi 10 tiān de xiāoyányào gěi nín.

Kèrén: Wǒ de liǎn shénme shíhou kěyǐ huīfù?

Zīxúnshī: "Zìrán" xūyào 3 ge yuè, "wánquán huīfù" xūyào bànnián.

Kèrén: Nà wǒ huíguó de nàtiān, rúguǒ liǎn háishì hěn zhǒng, hǎiguān rèn bu chū wǒ shì shuí, zěnme bàn?

Zīxúnshī: Qǐng fàngxīn, shǒushù wán hòu, yīyuàn huì gěi nín kāi ge zhěngxíng zhèngmíng, shuō nín dòng le nǎli nǎli, nín kěyǐ názhe nàge zhèngmíng huíguó.

☐☐	商谈	shāngtán	동사	상담하다
☐☐	对于	duìyú	개사	~~에 대하여. ~~에 대해
☐☐	了解	liǎojiě	동사	이해하다
☐☐	硅胶	guījiāo	명사	실리콘
☐☐	鼻梁	bíliáng	명사	콧날. 콧등
☐☐	伤口	shāngkǒu	명사	상처
☐☐	鼻腔	bíqiāng	명사	콧구멍
☐☐	任何	rènhé	대명사	어떠한 (…라도). 모든
☐☐	下颚角	xià'èjiǎo	명사	아래턱 각
☐☐	护理	hùlǐ	동사	(환자를) 돌보다. 간호하다
☐☐	打点滴	dǎdiǎndī	동사	수액(输液) 하다. 링거액을 놓다
☐☐	观察	guānchá	동사	관찰하다
☐☐	睡	shuì	동사	(잠을) 자다
☐☐	出院	chūyuàn	동사	퇴원하다
☐☐	插	chā	동사	끼우다. 삽입하다
☐☐	输	shū	동사	(수액 등을) 넣다. 인풋(input)하다
☐☐	漱	shù	동사	(입 안을) 가시다. 양치질하다
☐☐	胶布	jiāobù	명사	반창고. 붕대
☐☐	消炎药	xiāoyányào	명사	소염제. 소염 진통제
☐☐	流质	liúzhì	명사	유동식. 묽게 만든 음식물
☐☐	打针	dǎzhēn	동사	주사를 놓다. 주사를 맞다
☐☐	淤血	yūxuè	명사	어혈
☐☐	证明	zhèngmíng	명사	증서. 증명서

1

> ① 因为您说想要有明星**一般**的鼻子，～。 /
> ② **一般**来说，鼻子做完后的第1天。

①의 '一般'은 '같다, 마찬가지이다'라는 의미의 형용사이다. 한편, ②의 '一般'은 '보통이다' '일반적이다'라는 의미를 나타낸다.

❶ 到了这儿就好象到了自己的家一般。

❷ 他就像我的表弟一般。

❸ 这种鞋的质量一般，式样也较老。

❹ 一般来说，他晚上都会在家。

2

> 其实削骨手术是最不危险的，因为不用放入**任何假体**，～。

'任何'는 '무엇이든' '어떠한' 등의 의미로 한 종류 중에서의 각각을 고루 가리키는 지시대명사이다. 대개 명사를 수식하는 관형어로 쓰인다.

❶ 这句话意思很清楚，不需要任何解释。

❷ 任何困难也能克服。

❸ 任何一个国家都有它特有的风俗习惯。

❹ 任何组织和个人都必须遵守宪法。

3 ➡ 我们院长的技术在韩国算是一流的，所以您**根本**不用担心害怕。

예문에서의 '根本'은 '전혀, 아예' 등의 의미를 나타내어 주로 부정문에서 쓰이는 부사이다. 한편. '철저히, 근본적으로'의 의미일 때는 주로 긍정문에 쓰인다. 이외에 명사로서 '근본, 기초'라는 의미를 나타내기도 한다.

❶ 我根本就不知道那件事。

❷ 他根本就没有来过韩国。

❸ 情况已经根本好转。

❹ 应该从根本上解决我们的问题。

4 ➡ 换上手术服，里面什么都别穿。

일반적으로 '의문대명사 谁, 什么, 哪儿, 怎么＋都／也'는 '예외가 없음'을 강조하는 문형이다.

❶ 谁都想去中国。

❷ 这件事你怎么解决都可以。

❸ 我什么也不要。

❹ 我哪儿也不想去。

5 手术后3—4天都只能喝流质食物，**尤其**是手术后的第1天，因为嘴里伤口的关系，不能喝热的。

'尤其'는 '특히' '더욱'의 의미로 '전체나 다른 것과 비교했을 때 특히나 드러남'을 나타내는 부사이다. 대개 뒷 절의 맨 앞에 위치한다.

❶ 多喝酒对身体不好，尤其影响心脏。

❷ 学生们的成绩都很好，小金的进步尤其令人高兴。

❸ 他的功课都很好，尤其是语文最好。

❹ 老师们的意见，尤其是系主任的意见，对我的帮助非常大。

01.　首先要注意肌肤的保湿，但做完韩国微整形的当天，可以让皮肤彻底休息，不擦拭任何保湿品。从第二天开始，每天早晚都要认真做好保湿工作。

02.　其次，要注意防晒,可以戴口罩、撑阳伞、穿长袖的衣服。

03.　再次，一周内都不要饮酒，尽量少吃辛辣、刺激性的食物。

04.　隆鼻切口要保持干燥，不能沾水。

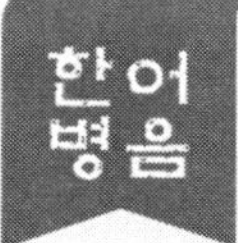

01. Shǒuxiān yào zhùyì jīfū de bǎoshī, dàn zuòwán Hánguó wēizhěngxíng de dàngtiān, kěyǐ ràng pífū chèdǐ xiūxi, bù cāshì rènhé bǎoshīpǐn. Cóng dìèrtiān kāishǐ, měitiān zǎowǎn dōu yào rènzhēn zuòhǎo bǎoshī gōngzuò.

02. Qícì, yào zhùyì fángshài, kěyǐ dài kǒuzhào, chēng yángsǎn, chuān chángxiù de yīfu.

03. Zàicì, yìzhōu nèi dōu búyào yǐnjiǔ, jǐnliàng shǎo chī xīnlà, cìjīxìng de shíwù.

04. Lóngbí qiēkǒu yào bǎochí gānzào, bùnéng zhānshuǐ.

05. 隆鼻术后需要等到一星期拆线以后，才能开始化妆，否则可能会引起感染。

06. 化妆品要选用无香味的产品 。

07. 要保持手术部位清洁干燥，暴露的切口表面要间断涂抹抗生素软膏。

08. 尽量减少户外活动，避免手术部位受灰尘沾染，尤其防沾水，因为空气及接触物中的致病细菌容易引起手术部位感染。

09. 术后24小时内冰敷有助于减轻疼痛和肿胀。

10. 不要在注射玻尿酸丰鼻术部位冰敷或热敷。

11. 注射玻尿酸丰鼻术后24小时内，为了让形状固定，要避免接触注射区域。

12. 注射玻尿酸丰鼻，术后一周尽量避免服用阿司匹林或其他类似活血化淤药物。

13. 要避免做剧烈运动。

14. 术后一周要避免做桑拿或高温护理。

05. Lóngbí shùhòu xūyào děngdào yī xīngqí chāixiàn yǐhòu, cáinéng
kāishǐ huàzhuāng, fǒuzé kěnéng huì yǐnqǐ gǎnrǎn.

06. Huàzhuāngpǐn yào xuǎnyòng wú xiāngwèi de chǎnpǐn.

07. Yào bǎochí shǒushù bùwèi qīngjié gānzào, bàolù de qièkǒu
biǎomiàn yào jiànduàn túmǒ kàngshēngsù ruǎngāo.

08. Jǐnliàng jiǎnshǎo hùwài huódòng, bìmiǎn shǒushù bùwèi shòu
huīchén zhānrǎn, yóuqí fáng zhānshuǐ, yīnwèi kōngqì jí jiēchùwù
zhōng de zhìbìng xìjūn róngyì yǐnqǐ shǒushù bùwèi gǎnrǎn.

09. Shùhòu 24 xiǎoshí nèi bīngfū yǒuzhùyú jiǎnqīng téngtòng hé
zhǒngzhàng.

10. Búyào zài zhùshè bōniàosuān fēngbíshù bùwèi bīngfū huò rèfū.

11. Zhùshè bōniàosuān fēngbí shùhòu 24 xiǎoshí nèi, wèile ràng
xíngzhuàng gùdìng, yào bìmiǎn jiēchù zhùshè qūyù.

12. Zhùshè bōniàosuān fēngbí, shùhòu yìzhōu jǐnliàng bìmiǎn fúyòng
āsīpǐlín huò qítā lèisì huóxuè huàyū yàowù.

13. Yào bìmiǎn zuò jùliè yùndòng.

14. Shùhòu yìzhōu yào bìmiǎn zuò sāngná huò gāowēn hùlǐ.

☐☐	擦拭	cāshì	동사	닦다
☐☐	保湿品	bǎoshīpǐn	명사	보습품
☐☐	防晒	fángshài	명사	썬 케어
☐☐	口罩	kǒuzhào	명사	마스크
☐☐	饮酒	yǐnjiǔ	동사	술을 마시다. 음주하다
☐☐	辛辣	xīnlà	형용사	(맛이) 맵다
☐☐	刺激	cìjī	명사|동사	자극(하다)
☐☐	沾	zhān	동사	젖다. 적시다. 부딪치다. 건드리다
☐☐	否则	fǒuzé	접속사	만약 그렇지 않으면
☐☐	引起	yǐnqǐ	동사	야기하다. (사건을) 일으키다
☐☐	无香味	wúxiāngwèi	명사	무향(기)
☐☐	清洁	qīngjié	형용사	깨끗하다. 청결하다
☐☐	膏	gāo	명사	고약. 연고
☐☐	减少	jiǎnshǎo	동사	적어지다. 감소하다
☐☐	避免	bìmiǎn	동사	피하다. 모면하다
☐☐	沾染	zhānrǎn	동사	감염되다. 오염되다
☐☐	致病	zhìbìng	동사	병을 일으키다
☐☐	细菌	xìjūn	명사	세균
☐☐	肿胀	zhǒngzhàng	동사	붓다. 부어오르다
☐☐	注射	zhùshè	명사|동사	주사(하다)
☐☐	玻尿酸	bōniàosuān	명사	히알루론산(성형용 필러의 주성분)
☐☐	阿司匹林	āsīpǐlín	명사	아스피린(aspirin)
☐☐	剧烈	jùliè	형용사	극렬하다. 격렬하다
☐☐	运动	yùndòng	명사	운동
☐☐	桑拿	sāngná	명사	사우나

1 ⟶ **首先**要注意肌肤的保湿，﹏。/ **其次**，要注意防晒，…。/
再次，一周内都不要饮酒，－－。

'먼저 ~하고, 그 다음에 …하고, 또 그 다음에 －－ 한다' 의 의미로 여러 개의
동작이나 행위를 순서대로 나열할 때 사용하는 문형이다.

❶ 做生意，首先谈诚信，其次谈合作，再次谈利润。

❷ 想要提高自己的写作水平，首先要多读好书，其次是多引用古人的话，
再次是多观察身边的事物。

❸ 当我拿到考试试卷时，首先检查试卷是否有缺页，其次检查印刷是否完
整，再次写上姓名等个人信息。

❹ 首先可以节约水能源，其次可以维护地球环境，再次又可以用来多次利
用，此外还可以节省其他资源。

2 ⟶ 从第二天开始，每天**早晚**都要认真做好保湿工作。

예문에서 '早晚'은 '早晨, 晚上' '아침과 저녁'을 나타내는 명사이다. 이외에
'早晚'은 부사로서 '조만간'의 의미로 '어떤 일이나 상황이 어떤 변화에도 결국
은 예측한 결과대로 됨'을 나타내기도 한다.

❶ 最近早晚温差大，要小心感冒。

❷ 测量的结果表明，人体身高早晚可相差2厘米左右。

❸ 急什么？他早晚会回来的。

❹ 人早晚要死的。

3 → 隆鼻切口要保持干燥，不能沾水。

'保持'는 '유지하다'의 의미로 '원래의 상황이나 상태, 전통, 관계 등을 변함없이 지켜나감'을 나타내는 동사이다. '维持'와 비슷한 의미이나 이는 주로 '생명, 생활, 질서 등을 유지함'을 나타내고, '保持'가 좀 더 지속되는 시간이 길고 어감이 강하다.

❶ 保持身体健康的最好办法是什么？

❷ 根据我们的报告，至少在2020年以前，医疗行业都会保持两位数的增长。

❸ 我的钱只能维持一个月的生活。

❹ 警察在马路中间维持秩序。

4 → 术后24小时内冰敷有助于减轻疼痛和肿胀。

'有助于~'는 '~에 도움이 된다'라는 의미이다. 이때 '于'는 '~에, ~에게'의 의미로 '대상'을 나타내는 어조사인데, 有助于~의 차이를 나타낸다. '造福于~'(~에게 행복을 가져오다), '有益于~'(~에 유익하다) 등에서의 용법과 같다.

❶ 孕妇多听音乐有助于胎教。

❷ 智能手机有别于普通手机。

❸ 只要是造福于国民的事，我都愿意做。

❹ 常饮茶水有益于健康。

5 → 要避免做**剧烈**运动。

‘剧烈’는 ‘격렬하다’ ‘맹렬하다’의 의미로 ‘진통이나 운동 혹은 대자연의 변화 등의 힘이나 정도가 강함’을 나타내는 형용사이다. 한편, ‘强烈’는 ‘강렬하다’, ‘맹렬하다’의 의미로 주로 ‘광선이나 냄새, 색채, 사람의 감정, 주장, 요구 등이 강함’을 나타내는 데 쓰인다.

❶ 我发高烧，而且有剧烈的头疼。

❷ 饭后不要做剧烈的运动。

❸ 现在太阳光并不强烈，你可以出来玩儿。

❹ 中国对美国提出了最强烈的抗议。

Memo

본문번역

부록

第一单元　旅游服务
여행 서비스

1-1 行程说明 ▌ 여정 설명

①

가이드 :　여러분 안녕하세요! 한국으로 여행 오신 것을 환영합니다. 제 소개를 하면, 제 이름은 김성민(金圣民)이구요, 김은 금할 때 김이고, 성은 신성할 성, 민은 백성 민자 입니다. 여러분들은 그냥 김군이라고 부르시면 됩니다. 이어서 이번 여행스케줄에 대하여 간단히 소개해 올리겠습니다. 잠시 후, 모두 호텔로 들러가 잠시 휴식을 취한 후에 제가 여러분들을 모시고 저녁을 드시러 갈 갈 것입니다.

가이드 :　일기 예보에 내일은 비가 온다고 하니, 우리들의 일정을 조금 바꿔야 하겠습니다. 내일은 먼저 동대문과 롯데월드를 관광할 것인데, 그곳은 모두 실내이기 때문에 비 오는 것을 겁내지 않아도 됩니다.

가이드 :　그 다음 모레에 민속촌과 에버랜드에 가서 놀고, 글피에는 관광버스를 타고 경주를 여행할 것인데, 소요시간은 대략 4시간 정도 소요됩니다. 우리들은 경주에서 이틀 간 머무르고 다시 서울로 돌아와 시내관광을 진행 할 것입니다.

가이드 :　마지막 날은 오후 2시에 탑승수속을 해야 하기 때문에, 오전 반나절은 자유시간으로 할 것이니 여러분들은 명동을 구경하고 쇼핑도 하시면서 자유시간을 가지시면 됩니다. 모두들 잘 아시겠어요?

손님:　가이드, 잠시 후 우리는 호텔에서 얼마나 휴식을 취할 수 있습니까?

가이드 :　여러분들은 짐과 가방을 갖다 놓으시고 대략 30분 정도 쉬실 수 있습니다. 좋습니다. 모두들 밖에 보이는 창 밖의 풍경을 감상하시기 바랍니다. 피곤하시면 잠깐 눈을 붙이시고 쉬시기 바랍니다. 도착하면 제가 모두에게 알려드리겠습니다.

❀❀❀❀❀❀❀❀❀❀❀❀

가이드 :　자~ 모두 일어나세요 우리는 이미 서울 시내에 들어 왔습니다. 여러분 왼쪽에는 서울시내를 관통하는 한강이고요, 한국의 4대 강 중 하나이며, 길이는 514Km 이고, 서울을 강북과 강남으로 나누고 있습니다. 모두들 가수 싸이의 강남스타일을 들어보셨지요? 강남지역에는 한국에서 제일 번화한 상업지구가 있고, 제일 부유한 비싼 집들이 있습니다. 한국 인구의 3분의 1 이상의 인구가 한강을 중심으로 한 서울에 살고 있습니다. 한강 위에 놓여져 있는 총 25개의 큰 다리들은 많은 사람들을 미혹할만한 아름다운 경치들을 보여주고 있습니다. 내일 저녁에 우리들은 한강 유람선을 타고 한강의 아름다운 야경을 감상 하시겠습니다. 그리고 다시 10시쯤 우리들의 호텔로 돌아올테니 모두들 준비하시기 바랍니다.

❀ ❀ ❀ ❀ ❀ ❀ ❀ ❀ ❀ ❀ ❀ ❀

가이드 : 호텔에 도착하였습니다. 모두 자기 물건을 잘 챙기시고 하차 하시기 바랍니다. 저는 먼저 프론트에 가서 체크인 소속을 할 테니, 여러분들은 모두 호텔 로비에서 잠시 기다려 주시기 바랍니다.

가이드 : 객실 배치에 따라 두 사람이 객실 하나입니다, 호명 받은 사람은 나와서 객실 열쇠와 아침 식사권을 가져 가시기 바랍니다. 죄송하지만 인솔자께서 나오셔서 저를 좀 도와주시겠습니까?

손님 : 아침 식사는 어디에서 합니까?

가이드 : 호텔 2층에 있는 식당에서 하고, 아침 7시부터 식사하실 수 있습니다. 현재 한국시간으로 5시 25분이니 모두들 시간을 맞추시기 바랍니다. 잠시 휴식 후, 6시에 호텔 로비에서 집합할 것이니 모두들 시간을 지켜주시기 바랍니다.

가이드 : 그리고 또한 주의 하셔야 할 것이, 각 객실에 있는 TV 프로그램은 어떤 것은 유료이고, 이것은 본인이 직접 지불해야 하니까, TV 채널을 선택할 때, 각별히 주의를 기울이시기 바랍니다.

손님 : 우리는 중국으로 국제 전화를 하고 싶은데, 객실에 있는 전화기로 할 수 있습니까?

가이드 : 네, 할 수 있습니다. 먼저 0번을 누르면 밖으로 전화를 할 수 있으며, 지시음을 잘 듣고 번호를 누르시면 됩니다. 그런데 호텔에서 국제 장거리 전화는 일반적으로 꽤 비싸니 제일 좋은 것은 되도록 짧게 통화를 하시는 것이 좋습니다.

②

가이드 : 삼식을 준비한 것에 관해, 만약 우리가 당일 묵는 곳이 사화호텔이라면, 우리는 곧 본 호텔에서 뷔페를 먹습니다. 만약 우리가 리조트에 묵는다면, 우리는 바로 밖에 나가서 아침 식사를 하여야 합니다. 요즘 여러분들께 한국 스타일의 음식을 맛보시라고 하는 것 이외에도 중국식 음식도 같이 준비하여 여러분들이 한국음식에 익숙하지 않아 배고픔을 면하게 하고 있습니다. 오늘 밤은 여러분들을 위하여 한국전통의 불고기를 준비하였습니다. 자리에 오르실 때, 신발을 벗어 신발장에 놓아주시고, 4인이 한 테이블에 앉으시면 되겠습니다.

손님 : 오! 이거 어떻게 앉아야 하나요?

가이드 : 한국의 전통은 바닥에 앉는 것을 좋아합니다, 모두들 테이블 밑에 방석을 꺼내어 다리를 접고 앉으시기 바랍니다.

손님 : 이렇게 앉아 밥을 먹는 것은 정말 익숙하지 않고, 허리가 시리고 다리가 마비되는 것 같습니다.

가이드 : 그렇습니다. 대부분의 중국 관광객들 모두 이렇게 앉는 것이 별로 익숙하지 않을 것이나 고을에 들어가면 그 고을의 풍습을 따라야 한다고 했으니, 오늘 특별히 여러분들께서 한국의 음식문화를 체험해 보실 수 있도록 스케줄을 안배했습니다, 우리 또한 식당의 의자를 가져갈 것이니 안심하시기 바랍니다.

손님 : 이 불고기는 어떻게 먹나요? 이렇게 많은 채소는 또 어디에 쓰는 것입니까?

가이드 : 한국 사람들은 불고기를 먹을 때, 야채 잎에 싸서 먹는 것을 좋아합니다. 제가 여러분께 잠시 시범을 보여드리지요, 한두 장의 야채 잎을 들고 잘 구어 진 고기를 된장 또는 양념장에 찍어서 그 채소 위에 올려놓으시고, 개인의 취향에 따라 마늘 편이나 고추 혹은 파 등을 올려놓으신 다음, 잘 싸서,

한 입에 쏙 집어넣으시면 되는데, 이렇게 먹어야 비교적 맛있습니다.

손님:　싸게 되면 이렇게 큰데, 이걸 어떻게 한 입에 집어 넣습니까?

가이드 :　그러니까 너무 크게 싸시면 안되고, 야채 잎이 너무 크다면 그것을 반으로 찢어 쓰시면됩니다. 만약 입을 사용하게 되면, 내용물들이 떨어질 수 있으며, 또한 양념장을 먹어도 불완전하여, 맛에 차이가 납니다.

손님:　이번 여행에 있어, 또 무슨 한국요리를 준비하셨습니까?

가이드 :　오늘의 불고기 요리를 제외하고, 한국식 샤브샤브와 삼계탕, 돌솥 비빔밥, 한식 뷔페, 그리고 돼지 갈비와 전복죽 등을 준비하였습니다.

❀ ❀ ❀ ❀ ❀ ❀ ❀ ❀ ❀ ❀ ❀ ❀

가이드 :　모두들 맛있게 잘 드셨습니까? 다 드셨다면, 우리 호텔로 곧 돌아가겠습니다.

손님:　가이드, 제가 좀 열이 있는 것 같고, 머리도 좀 아픈데, 당신에게 해열제나 감기약이 있습니까?

가이드 :　저에게는 없지만, 이 부근에 약국이 있으니, 제가 좀 있다가 당신을 모시고 사러 가겠습니다.

가이드 :　하루 종일 비행기와 차를 타고 다니느라 모두들 분명 피곤하실 겁니다. 이 며칠간의 여정을 위해, 모두들 오늘밤 푹 쉬시기 바랍니다. 그리고 제가 이미 프론트에 아침 6시반에 모닝콜 서비스를 부탁해 놓았으니, 모두들 정확한 시간에 일어나주시기 바랍니다. 우리들은 내일 8시에 로비에 집합해 차를 탈 것입니다. 단체행동이니, 모두들 반드시 시간을 지켜주시기 바랍니다. 그럼 모두들 편안한 밤 되시고, 내일 뵙겠습니다.

1-2 导览用语 ┃ 가이드 용어

①

가이드 :　모두들 도착하셨습니까? 여러분 전후좌우 옆을 봐주세요, 아직 누가 오지 않았나요?

손님:　가이드, 아직 장샤오리가 오지 않았습니다.

가이드 :　그녀는 어디 갔습니까?

손님:　그녀는 화장실에 간다고 했는데, 조금 있으면 곧 올 것입니다.

가이드 :　알겠습니다. 그럼 우리가 조금 기다리겠습니다.

장 샤오리 :　미안합니다. 제가 좀 늦었습니다.

가이드 :　괜찮습니다. 차에 오르시기 바랍니다. 현재 모두들 모이셨으니, 출발하겠습니다, 안전벨트를 메어주시기 바랍니다. 만약 멀미를 하실 것 같으면, 자리 앞에 구토봉지가 있으니, 모두들 이용하시기 바랍니다.

❀ ❀ ❀ ❀ ❀ ❀ ❀ ❀ ❀ ❀ ❀ ❀

가이드 :　우리는 현재 경복궁으로가는 길에 있고, 이곳은 광화문 광장입니다, 우리 왼쪽에 보이는 것은 조선시대 항일민족영웅인 이순신 장군의 동상이고, 그가 철갑거북선을 발명하여 일본인을 물리쳤습니다. 오른쪽은 교보빌딩이고, 지하에는 한국에서 제일 큰 서점인 "교보문고"가 있습니다. 이어서 우리 왼편에 보이는 의자에 앉아계신 분은 세종대왕의 동상입니다. 세종대왕의 제일 위대한 점은 그가 한민족을 위해 한글을 창제했다는 것입니다.

손님 :　가이드, 오늘 우리들이 교보문고를 참관할 수 있겠습니까?

가이드 :　죄송합니다, 우리의 여행스케줄이 꽉 차있어서, 그 스케줄을 준비할 방법이 없었습니다.

가이드 :　좋습니다. 여러분, 우리들은 이미 목적지에 도착했으니, 모두 차에서 내리시기 바랍니다.

가이드 :　신사 숙녀 여러분, 현재 우리가 서 있는 위치가 경복궁이고, 여기서 한 시간 정도 참관을 한 후에, 다음 명소로 출발할 것입니다. 시간이 조금 촉박하니, 모두들 조금 빨리 걷기 바랍니다, 저를 따라오세요. 대열은 너무 멀리 떨어지지 마세요.

손님 :　가이드, 나는 화장실에 가고 싶어요.

가이드 :　알겠습니다. 화장실이 가고 싶으시면 저를 따라오세요 그렇지 않은 분들은 여기서 잠시만 기다려주시기 바랍니다. 맞다, 기다리시는 동안 여러분들은 전통 한복을 빌려 입고 기념사진을 찍으셔도 괜찮습니다.

②

손님 :　아, 이곳에 정말 많은 화장품 매장과 유명 브랜드 전문매장이 많이 있네요.

가이드 :　아, 예, 그래요, 명동 이쪽에는 한국국산의 유명브랜드 화장품이 매우 많이 있습니다. 중국인과 한국인은 모두 아시아 사람들로서, 한국에서 개발한 화장품은 중국사람들에게도 잘 맞습니다. 여기서, 여러분들은 비교적 고급의 상품을 사실 수 있습니다.

손님 :　우리 이렇게 많은 사람들이 물건을 사려고 하는데, 당신 혼자서 우리 모두를 도울 수 있겠습니까?

가이드 :　안심하세요, 이곳은 기본적으로 모든 상점에 전문적인 중국어 쇼핑가이드가 있습니다, 여러분들은 각자 개별적으로 흩어져서 거닐며 쇼핑하시기 바랍니다. 우리 시간을 조금 맞추어 보겠습니다, 현재 한국시간으로 10시 50분이니까, 우리 12시에 이 신한은행 문 앞에서 집합하여, 다음 명소인 인사동으로 이동 하겠습니다. 모두들 시간에 주의하시기 바라며, 쇼핑의 즐거움 때문에 집합시간을 잊어버리면 안됩니다. 그리고 저의 핸드폰 번호 010-1234-5678을 기억하시기 바랍니다. 만일 길을 잃었고, 정확한 위치를 설명하기가 어려울 때는 부근에 있는 한국사람에게 도움을 청하시면 그는 저에게 당신의 정확한 위치를 알려줄 것입니다.

❀ ❀ ❀ ❀ ❀ ❀ ❀ ❀ ❀ ❀ ❀ ❀

손님 :　인사동은 어떤 곳입니까?

가이드 :　인사동에서 당신은 고대 미술품이나, 현대 예술품, 한복, 도자기, 공예품 및 한국전통문화와 관련이

있는 여행기념품 등을 사실 수 있습니다. 그리고 인사동에는 매우 많은 한국음식점과 전통찻집 등이 있어 대단히 한국 특색을 구비하고 있는 지역이라 할 수 있습니다.

가이드 :   죄송합니다. 인사동 이곳에는 주차가 쉽지 않아 버스를 조금 먼 곳에 주차하였고, 여러분들을 조금 피곤하게 하였으니, 조금 몇 발만 더 걸어가 주시기 바랍니다.

손님: 걸어가면 너무 멀지 않나요?

가이드 :   얼마 멀지 않습니다, 걸어서 10분 정도 됩니다.

❀ ❀ ❀ ❀ ❀ ❀ ❀ ❀ ❀ ❀ ❀

가이드 :   신사 숙녀 여러분, 우리는 현재 남대문 시장에 도착 하였습니다. 이곳이 매우 혼잡하고 붐비니, 모두들 지갑을 조심 하시기 바랍니다. 여러분 모두 이곳에서 두 시간 정도 쇼핑 시간이 있습니다, 현재가 3시이니까, 5시에 이곳에 집합 하겠습니다. 남대문은 매우 커서, 상점건물이 매우 많으니, 만약 길을 잃게 되면, 모두 고개를 들어 이 제일 높은 건축물인 MESA 건물을 보시고, 이 방면으로 오시면 바로 찾을 수 있을 것입니다.

❀ ❀ ❀ ❀ ❀ ❀ ❀ ❀ ❀ ❀ ❀

가이드 :   동대문은 24시간 영업하는 도매시장으로 야간에 화려한 불빛들로 마치 불야성을 이루고 있는 것 같습니다. 이곳에는 전문적으로 과일, 수산물, 실크, 면제품, 수공예품을 판매하는 상점들이 있고, 또한 최신 유행의 의류를 파는 대형의류상가가 있습니다. 오늘 제가 여러분들을 모시고 갈 곳은 두산 쇼핑몰상가입니다. 이 상가는 오직 한 동으로 이루어져 있기 때문에, 쉽게 쇼핑을 하실 수 있으며, 관광객들이 비교적 길을 잃을 가능성이 적습니다, 그리고 수많은 여행단체객들도 모두 이 상가에 관광오십니다. 9시에 저는 상가 1층의 출입문 앞에서 여러분들을 기다리고 있을 것이니, 여러분들은 나오시면 제가 바로 보이실 것입니다. 좋습니다. 여러분들 지금부터 흩어져 자유롭게 쇼핑을 즐기시기 바랍니다.

❀ ❀ ❀ ❀ ❀ ❀ ❀ ❀ ❀ ❀ ❀

가이드 :   귀국하는 날, 면세점에 들릴 시간이 매우 촉박하기 때문에, 많은 사람들이 충분히 면세점에서 쇼핑을 할 수가 없습니다. 그래서 우리가 특별히 여러분들이 시내에 있는 면세점에 들릴 수 있게 스케줄을 안배했는데, 이렇게 하면 여러분들이 맘 편히 쇼핑을 하실 수 있고, 후에 귀국할 때 공항면세점의 보관소에서 물건을 찾을 수 있습니다. 그러나 기억하셔야 할 것이 있는데, 공항에서 물건을 찾으신 후, 절대로 물건에 "보안 방지 투명상자"라고 되어있는 포장을 열어보시면 안되고, 그래야 비로소 물건을 가지고 비행기에 오르실 수 있습니다. 특히 주류나 액체류 및 젤라제품 등은 불필요한 문제를 피하기 위해 목적지에 도착하기 전까지 절대로 포장을 열어보시면 안됩니다.

❀ ❀ ❀ ❀ ❀ ❀ ❀ ❀ ❀ ❀ ❀

가이드 :   인천공항에 도착하였습니다. 요 며칠 동안 여러분들은 한국에서의 여행이 즐거우셨습니까? 여러분

들 손에 남아있는 한화는 아직 다 못쓰셨지요? 한화는 중국에 가지고 가도 직접 소비할 수 없습니다. 여러분들의 가족을 위해 한국의 소규모 식품들을 쇼핑하셔도 좋습니다, 수중에 남아있는 한화를 될 수 있으면 모두 쓰고 가시기 바랍니다. 쉽지 않은 외국여행에서 그렇게 하지 않으면 통상 돌아간 후에 모두 후회를 하십니다! 모두 이번의 쇼핑기회를 꼭 잡으시기 바랍니다.

1-3 其他服务 | 기타 서비스

①

손님:	큰일났어요, 제 지갑이 보이지 않아요!
가이드 :	당신은 지갑을 어디에 두셨습니까? 방금까지 당신 손에 들려 있는 것을 보았는데요. 제가 당신을 분실물센터로 모시고 갈 테니 잘 보세요.
손님:	아니에요, 도둑 맞은 것 같습니다. 제 가방의 지퍼가 열려 있습니다.
가이드 :	또 무엇을 잃어 버리셨나요?
손님:	아! 여권도 보이지 않네요. 어떻게 하죠?
가이드 :	그럼 제가 당신을 모시고 경찰서에 가서 신고를 하고, 유실물 신고증을 가지고 오죠, 그후에 중국영사관에 가서 새로 증명서를 발부 받으면 됩니다. 그 외에, 당신은 빨리 은행에 전화를 걸어 신용카드를 분실했다고 알려주시기 바랍니다.
손님:	정말, 어떻게 이런 일이 생길 수 있는지? 정말 운이 없네요!
가이드 :	걱정하지 마세요, 제가 당신을 돕겠습니다.
손님:	대사관에 가서 새로 여권을 만들려면 몇 일이나 필요하죠?
가이드 :	한국에 있는 중국대사관은 그런 업무를 하지 않고요, 비자나 증명서는 중국 영사관에 가서 하셔야 합니다. 뿐만 아니라 그들은 당신께 새로운 여권을 만들어 주는 게 아니라, 다만 여행증만 만들어서 당신이 귀국할 수 있도록 합니다. 만약 수속절차가 완전히 갖추어지고, 급하게 서두르면 하루 이틀이면 될 것입니다. 그밖에 중국영사관에서는 카드를 긁을 수가 없고, 오직 한화로만 받으니, 약간의 한화를 준비하시기 바랍니다.

❀ ❀ ❀ ❀ ❀ ❀ ❀ ❀ ❀ ❀ ❀ ❀

손님:	여보세요, 가이드세요? 저는 장 샤오리입니다.
가이드 :	당신은 어디에 계십니까? 모두 도착했는데, 당신 한 사람만 빠졌습니다.
손님:	제가 길을 잃었습니다. 국민은행을 찾을 수가 없네요. 어떻게 하죠?
가이드 :	걱정하지 마세요, 당신은 지금 어디에 계십니까?
손님:	저는 지금 아주 큰 커피숍 문 앞에 있고, 무슨 "커피베네" 라고 하는 곳에 있습니다.
가이드 :	"커피 베네" 요? 이곳에는 "커피 베네" 가 많이 있습니다. 당신 근처에 또 무슨 큰 건물이나 상점이

있나요?

손님: 아, 세븐일레븐 편의점이 있습니다.

가이드 : 여기에는 세븐일레븐도 많이 있습니다. 또 다른 것은요?

손님: 어떻하죠? 다른 간판은 모두 한글로 되어 있어서, 제가 읽을 수 없습니다.

가이드 : 초조해하지 마시구요, 한국사람을 찾아서 그에게 전화를 건네주세요, 제가 그 사람에게 물어 보는 것이 빠를 것 같습니다. 당신은 원래 자리에서 움직이지 마세요, 제가 당신을 찾으러 가겠습니다.

②

손님: 가이드님, 오늘 밤은 우리를 데리고 어디로 가십니까?

가이드 : 오늘 제가 여러분들을 모시고 자비일정으로 한국사람들이 아주 좋아하는 한증막을 체험하도록 하겠습니다. 이것은 일종의 한국식 사우나이고, 대략 2시간 정도 소요됩니다. 주로 고온에서 사람의 모공을 확장시켜, 혈액순환을 촉진시키고, 땀과 체내의 독소를 빼내는 것입니다. 이것은 허리통증을 완화하고, 근육통증에 확실한 효과가 있어, 요 며칠간의 일정에서 생긴 피로를 풀 수가 있습니다. 모두들 가시겠습니까? 가시고자 하는 분은 저를 따라오시고, 안 가시는 분들은 호텔에 들어가셔서 휴식을 취하셔도 좋습니다. 그러나 제가 생각하기에 모두들 쉽지않은 한국여행에 오르셨는데, 정말 한국의 목욕문화를 마땅히 체험해 보시는 것도 좋을 것입니다

손님: 가이드님, 한국드라마에 보면, 한국사람들이 사우나에 가면, 수건을 이용해서 머리에 양뿔을 만들던데, 그것은 어떻게 하는 것입니까? 우리가 매우 배우고 싶네요.

가이드 : 그것은 매우 쉽습니다. 먼저 긴 수건을 삼등분하고, 긴 부분을 접어 형상을 만들면 됩니다. 이어서 개개의 머리형상의 크기에 따라, 내부에서 외부로 양단에 약간의 볼륨을 동일한 롤 길이를 조정합니다. 그런 다음 중앙부분을 펼치고 머리에 쓰시면 바로 양뿔이 됩니다.

❀ ❀ ❀ ❀ ❀ ❀ ❀ ❀ ❀ ❀ ❀ ❀

가이드 : 한국에 와서 쇼를 보지 않으면, 그것은 곧 안와 본거랑 같습니다. 오늘밤은 여러분께 ”난타” 공연을 보시라고 추천해 드립니다.

손님: “난타” 공연이 무엇입니까?

가이드 : 이것은 한국의 독창적인 타악 공연으로, 주방을 배경으로 하고, 냄비나 프라이팬 등 주방용구를 가지고 쳐서 리듬을 연주하는 것입니다. 보면 여러 가지 번뇌와 스트레스를 해소할 수 있습니다.

손님: 우리는 또 한국어를 못 알아듣는데, 어떻게 공연을 이해할 수 있겠습니까?

가이드 : 전체 쇼는 다만 몇 개의 대사만 있고, 모두 신체적 언어만을 가지고 공연하기에 언어장벽은 없습니다. 외국관광객들은 연기자의 표정만 보아도 곧 알 수 있습니다. 여러분 가서 보실 생각이 있으십니까? 이 공연은 매우 뛰어나고, 매우 코믹 합니다. 이야기가 있고, 약간의 무술도 있으며, 마술, 유머, 특기, 연기들은 관중들과 상호작용하여, 보신 분들은 가격의 가치가 있다고 생각합니다. 거의 한국에 오시는 외국인들은 이 쇼를 놓치지 않습니다.

손님 : 얼마나 오래 볼 수 있습니까?

가이드 : 쇼 타임은 90분이고, 썰렁한 장면은 없으며, 웃음이 끊이지 않으니, 한 번 보실 만 합니다.

손님 : 좋습니다. 우리도 가서 한 번 견식을 넓혀보죠.

가이드 : 잠시 후 공연 중에는 사진을 찍을 수 없음을 주의하시기 바랍니다.

③

가이드 : 첸 선생님, 빨리 담배를 꺼주시기 바랍니다.

손님 : 왜 그러세요? 이 식당은 담배를 피울 수 없습니까? 그럼 제가 밖에 나가서 피우면 되겠네요.

가이드 : 죄송합니다, 한국의 규정은 모든 공공 장소에서 흡연을 금지하고 있습니다. 특히 쇼핑센터, 공원, 버스 정류장 주변과 학교 부근에서는 엄격하게 흡연을 금지하고 있고, 위반하게 되면 10만원의 벌금을 물어야 합니다.

손님 : 정말요! 중국은 이렇게까지 엄하지 않아요. 그럼 흡연 중독자가 오면 어떻게 됩니까?

가이드 : 그럼 할 수 없지요, 모두의 건강을 생각해서, 다만 당신께 보조를 맞추어 달라고 했습니다, 조금만 참고 인내해 주시기 바랍니다.

손님 : 저 몇 모금만 피우고, 곧….

가이드 : 안 됩니다. 걸리게 되면, 당신 하나 벌금으로 끝나는 것이 아니라, 이 식당까지 처벌 됩니다.

손님 : 저는 외국인인데, 만약 제가 벌금을 물지 않는다면, 어떻게 됩니까?

가이드 : 아마도 당신이 출국을 하는데 제재가 있을 것이고, 당신이 귀국하지 못하게 할 수도 있습니다.

손님 : 이렇게까지 엄격한가요?

가이드 : 네, 그러니 당신이 한국의 정책에 보조를 좀 맞추어 주시기 바랍니다. 만약 제가 흡연실을 보게되면, 바로 당신께 알려 드리겠습니다. 그러니 조금만 참고 인내해주시기 바랍니다.

❁ ❁ ❁ ❁ ❁ ❁ ❁ ❁ ❁ ❁ ❁

가이드 : 오늘 많은 곳을 다녔으니 여러분들은 반드시 피곤하실 겁니다. 오늘밤은 일찍 휴식하시기 바랍니다.

손님 : 가이드님, 한국에 막 들어와 살고 있는 제 친구가 있는데, 그녀가 내일 저를 데리고 밖으로 나가서 놀고 싶다고 하는데, 가도 되겠습니까?

가이드 : 죄송합니다, 우리는 단체라 반드시 모두 함께 행동해야 하며, 자유행동은 할 수 없습니다. 만약 당신이 마음대로 대열을 이탈하여 행동하시면, 우리는 당신의 안전을 보장할 수 없습니다.

손님 : 괜찮습니다. 제 스스로 저의 안전에 책임을 지겠습니다.

가이드 : 만약 당신이 그래도 단체를 벗어나 개인행동을 하시겠다면, 각서를 작성하셔서 저에게 주시기 바랍니다. 당신이 단체를 이탈했을 때 스스로 안전에 책임을 지겠다는 표시입니다.

第二单元 医疗服务
의료 서비스

2-1 挂号 ▎ 접수, 수속

안내원:　초진표를 좀 작성해 주십시오.

손님:　어떤 내용을 써야 합니까?

안내원:　본인의 이름, 주소, 중국연락처, 한국연락처, 이메일주소, 출생연월일, 직업, 국적, 혼인여부 등을 적으시면 됩니다.

손님:　병력 란에는 어떻게 써야 하나요?

안내원:　당신은 이전에 큰 병을 앓으셨던 적이 있으신가요? 예를 들면 당뇨병, 고혈압 같은 것이요.

손님:　저는 고혈압이 있습니다. 그럼 아래 '가족병력'은요?

안내원:　직계가족 중 간암이나 무슨 질병을 앓으신 분이 있으신지 보십시오.

손님:　저희 할아버지께서 암으로 돌아가셨고, 아버지께서는 당뇨병이 있으십니다.

안내원:　현재 고정적으로 드시는 약이 있으신가요?

손님:　네, 고혈압 약을 먹고 있습니다.

안내원:　과민반응을 일으키는 약물이 있으신가요?

손님:　없습니다.

안내원:　무슨 과 진료를 받으실 건가요?

손님:　머리가 자주 아픈데, 중국에서는 원인을 찾아내지 못하여 특별히 한국에서 진료 받으려고 합니다.

안내원:　그러시다면 신경내과에 가셔야 합니다. 제가 신경내과로 접수해 드리겠습니다.

손님:　전문의선생님으로 지정해주세요. 좀 비싸도 상관없습니다.

안내원:　네, 알겠습니다.

손님:　신경내과는 어디에 있나요?

안내원:　바로 진료건물 5층에 있습니다. 저를 따라오십시오. 엘리베이터까지 안내해 드리겠습니다.

2-2 健康检查 ▎ 건강 검진

안내원:　당신은 기본 종합건강검진 프로그램을 예약 하셨습니다. 내일 건강검진은 공복으로 진행되므로, 오늘 저녁 8시 이후로는 아무것도 드시지 마십시오.

손님: 내일은 어떤 검사를 받게 되나요?

안내원: 우선 일반적으로 혈액과 소변검사를 하기 때문에 채혈, 채뇨를 합니다. 그 후에 시력, 청력 검사를 하시고, 마지막으로 심전도, 뇌전도, 복부 초음파 및, 흉부 X선 검사를 하시게 됩니다.

손님: 무엇 때문에 복부초음파와 심전도 검사를 하나요?

안내원: 복부 초음파는 지방간, 담결석, 간경화, 췌장암 등을 발견할 수 있고요, 심전도 검사는 심장비대, 심장블록(심장전류이상), 심근경색 등의 이상 질병을 찾아낼 수 있습니다.

손님: 그러면 모레에는 어떤 검사를 하나요?

안내원: 모레는 정밀검사를 받으시게 됩니다. 예를 들면 내시경검사와 CT촬영을 합니다.

안내원: 오늘은 제가 우선 혈압을 재드리겠습니다. 외투를 벗으시고 심장과 팔과 혈압계가 수평이 되도록 하여 앉아주십시오.

안내원: 제가 지금 채혈 하는 곳으로 모시고 가겠습니다.

안내원: 소매를 걷어 올리시고, 주먹을 쥐십시오. 채혈 후에는 솜으로 5분간 눌러주십시오. 비벼서 혈종이 생기거나 멍이 들게 하시면 안 됩니다.

손님: 만약 비벼서 혈종이 생기거나 멍이 들면 어떻게 합니까?

안내원: 그럼 우선 냉찜질을 하시고, 24시간 후에 열 찜질을 하시면 부기가 가라앉습니다.

안내원: 다음은 엑스레이검사를 하러 가겠습니다. 탈의실로 가셔서 옷을 갈아 입으시고 착용 중이신 악세서리는 모두 빼주십시오.

손님: 검사결과는 언제쯤 나오나요?

안내원: 일반적인 검사는 당일에 나옵니다. 기타검사는 일주일 후에 보내드립니다.

손님: 저는 이번 한국에서의 건강검진에 많은 돈이 들었습니다.

안내원: 나중에 더 큰돈을 들여 병을 치료하는 것보다 지금 적은 돈으로 예방하는 것이 더 낫습니다.

2-3 看牙科 ┃ 치과 진료

①

안내원: 이번에 한국에 오셔서 치과진료를 받으시는데, 주로 어떤 것을 받으시겠습니까?

손님: 저는 최근 치통이 있는데, 뜨거운 것이나 차가운 것을 마실 때 모두 아픕니다. 그리고 이가 몇 개 빠져서 이를 심고 싶습니다. 우리 딸도 치아가 고르지 못하여 의사선생님께 교정을 받고 싶습니다. 그리고 남편의 치아는 누렇고 검어서 미백치료를 받고 싶습니다.

안내원: 그럼 우선 X선 촬영실로 모시고 가겠습니다. 그후 의사선생님께 다시 이를 보여 주십시오.

손님: 이것은 무슨 기계인가요?

안내원: 이것은 저희병원에 최신 도입 된 3D 입체 치과 컴퓨터단층 촬영 시스템입니다.

②

안내원: "아!", 입을 벌리세요. 입을 행구시고 뱉어내십시오. 입을 다무셔도 됩니다. 검사결과 의사 선생님께서 6개의 치아를 심으셔야 하고(임플란트 3개, 홈 메우기 2개, 크라운 1개), 2개의 치아를 메우시고, 1개의 치아는 씌우셔야 하며, 3개의 치아는 뽑으셔야 한다고 합니다.

손님: 저는 4개의 치아가 부족한데 왜 6개나 심어야 하죠?

안내원: 왜냐하면 치주염으로 인해 2개의 치아가 이미 흔들려서 뽑아야만 합니다.

손님: 흔들리는 이는 반드시 뽑아야 하나요?

안내원: 네, 환자분의 치아는 매우 심하게 흔들리기 때문에 남겨둘 수 없습니다. 게다가, 임플란트를 하시면 주변치아가 고정되어야 하는데, 그렇지 않으면 임플란트 치아에도 영향을 주게 됩니다.

손님: 그럼 저의 치통은 의사선생님께서 어떻게 처리하실 건가요?

안내원: 잇몸이 위축됨으로 인하여(내려앉아) 치아의 뿌리가 겉으로 드러나게 되었습니다. 때문에 차갑거나 뜨겁운 것이 치아뿌리를 자극하게 되어 통증이 심해진 것입니다. 의사 선생님께서 우선 치주수술과 잇몸을 치료하고 치석을 제거함으로써 치주염을 치료하시게 됩니다. 그 후에 충치 두 개의 신경을 제거하고 그에 맞게 치료한 후 홈 메우기를 합니다. 그 외 한 개의 치아는 충치가 심하여 홈 메우기를 할 수 없고, 치료 후 치아를 씌워야 합니다.

③

손님: 치아 하나를 심는데 얼마 인가요?

안내원: 어느 상표의 임플란트를 원하시나요?

안내원: 저희는 수입상품과, 한국 국산 상품이 있는데 평균적으로 한 개에 한화로 200만 원 정도입니다.

손님: 또 무슨 기타비용이 더 들어가나요?

안내원: 환자분께서는 잇몸 뼈가 두껍지 않아서 뼈조직을 보충해야 하기 때문에 추가비용이 발생됩니다.

손님: 뼈 조직을 보충하는 비용은 얼마인가요?

안내원: 한화로 대략 150만 원 정도입니다.

손님: 임플란트 수술 후 주요사항이 있나요?

안내원: 불편하신 부분이 없으시다면 정상적으로 식사를 하셔도 됩니다. 다만 음식을 드실 때 임플란트 한 부분은 가급적 피하시기 바랍니다. 또 양치도 정상적으로 하실 수 있습니다만, 수술부위는 가볍게 닦아주십시오.

손님: 수술 실밥을 제거 후 대략 얼마 후에 사기치아를 장착 할 수 있나요?

안내원: 대략 3개월이면 인공 사기치아를 가지실 수 있습니다.

손님: 임플란트 후 치아의 보건위생상 중요사항은 무엇인가요?

안내원: 치아 위생은 기타치아와 동일합니다. 중요한 것은 치과에 가서서 정기적인 검진과 스케일링을 받으시는 것입니다. 구체적인 내용은 제가 중국자문인을 통하여 자세히 안내해 드리겠습니다.

第三单元 整形美容服务
성형외과 서비스

3-1 微整形美容咨询 ▎정형·성형 미용 상담

안내원: 조금 긴장 하신 것 같습니다.

손님: 네, 제가 성형수술이 처음이라서 많이 아플지 모르겠습니다.

안내원: 사실 이번 단기 한국방문에서는 간단한 성형수술로, 부분마취를 하고 상처도 작으며 회복도 빠릅니다. 어느 부분은 칼을 쓰지 않고, 주사바늘을 이용하거나, 레이저로 시술하기 때문에 별로 아프지 않을 것입니다. 게다가 미용수술 후 일반적으로 3~5일간의 항생제와 소염진통제를 드릴 것이니 통증걱정은 안하셔도 됩니다.

손님: 많은 사람들이 말하길 "성형수술"은 출혈이 많거나 감염, (수술)칼자국이나 흉터가 남을 수 있다고 하는데 수술이 성공할 수 있을지 걱정이 됩니다.

안내원: 걱정하지 마세요. 저희가 모시는 곳은 개인 시술소가 아니라 합법적인 정식병원입니다. 이 병원은 수술성공사례가 아주 많고, 의사선생님의 기술도 노련하시며 경험도 풍부하십니다. 저희가 도와드릴 수 있으니 안심하세요.

손님: 그리고요, 다른 사람들은 모두 제가 한국관광을 온 것으로 아는데, 성형하러 온 것을 사람들이 알게 되지 않을까요?

안내원: 안심하세요. 이곳의 모든 것은 비밀이 유지됩니다. 간호사가 당신을 부르니 원장선생님께 상담하러 들어가시죠.

손님: 저의 이목구비가 별로 예쁘지 않아요. 눈은 작고, 코도 낮고, 입술도 너무 얇아서, 윤은혜의 높은 코, 송혜교의 섹시하고 앵두같은 입술, 눈은 김태희 같이 하여 연예인 같은 얼굴이 되고 싶은데 가능할까요?

안내원: 코를 윤은혜처럼 하고 싶으시다고요?

손님: 네. 그녀의 코처럼 성형을 하고 싶어요.

안내원: 원장님께서 말씀하시길, 만약 당신이 원하시는 대로 하시려면, 당신은 첫째, 눈 앞트임, 뒷트임 수술, 쌍커플 수술. 둘째, 코 수술 셋째, 아래턱 즉, 귀밑 아래 부분을 깎는 수술 등을 해야 한다고 합니다.

손님: 턱뼈를 깎는다고요? 제 얼굴은 씹는 근육과 지방 때문에 큰 거 아닌가요? 중국의사선생님께서는 근육을 제거해주는 보톡스를 맞으라고 하셨거든요.

안내원: 원장선생님께서 턱근육을 보기 위하여 이를 악물어 보라고 하십니다. 원장선생님께서 당신은 턱근육이 없고, 게다가 지방도 적으니 뼈의 원인이라고 하십니다.

손님:　　저는 아래턱을 꼭 하고 싶지는 않은데, 반드시 해야 하나요?

안내원:　원장선생님께서 한번 웃어보라고 하십니다. 원장선생님께서는 당신의 턱이 보기에는 짧아 보이지 않기 때문에 수술을 해도 그만 안 해도 그만이지만 하게 된다면 훨씬 예뻐질 것이라고 하십니다.

손님:　　그럼 쌍커풀 수술은 어떻게 하실 건가요?

안내원:　원장님께서, 당신은 아직 젊고 첫 수술이므로 매몰법의 효과가 제일 좋다고 하십니다.

손님:　　그럼 코는요?

안내원:　원장님께서 코의 연골을 취해서 콧대를 세우신다고 하십니다.

손님:　　하지만, 중국의 의사선생님은 귀 뒤쪽에 있는 연골로 코를 세우신다고 하셨는데요.

안내원:　원장선생님께서 당신의 콧 망울이 비교적 큰 편이기 때문에 다른 사람들처럼 귀의 연골을 쓸 필요가 없다고 하십니다. 다른 의문점 있으신가요? 원장선생님께서 당신의 성형수술 방안이 이미 나왔으니 실장을 만나도 좋다고 하십니다. 세부 사항은 실장님이 상세하게 우리에게 설명해주실 것입니다.

3-2 手术流程讨论 ┃ 수술과정 논의

상담사:　안녕하세요? 저는 이곳의 책임 상담사입니다. 제 성은 안이고요, 그냥 안 실장이라고 부르시면 됩니다. 저희 원장선생님께서 건의하신 수술방안에 대하여 이해되지 않는 부분이 있으신가요?

손님:　　원장선생님께서 코 수술을 할 때 저의 콧 망울의 연골을 가지고 코를 세우신다고 하셨는데 왜 그런가요?

상담사:　왜냐하면 당신은 연예인 같은 코를 원하신다고 하셨는데, 그러면 코가 비교적 높아집니다. 그래서 원장선생님께서 실리콘으로 콧대를 세우시고 코의 연골로 코끝을 세우려고 하시는 겁니다. 수술이 막 끝난 후에는 코가 좀 딱딱할 것입니다. 하지만 후에 천천히 부드러워질 것입니다.

손님:　　만약 이렇게 한다면, 코에 상처가 생기지 않나요?

상담사:　아니요. 코의 상처는 모두 비강 안에 있어서 밖에서는 상처를 볼 수 없습니다.

손님:　　저는 뼈를 깎는 것이 매우 무섭습니다.

상담사:　사실 뼈를 깎는 수술이 가장 위험하지 않은 수술입니다. 왜냐하면 어떠한 인공 물을 삽입할 필요가 없기 때문에 거부반응에 대한 문제가 없고 그냥 깍아낸 뼈를 꺼내기만 하면 됩니다. 그러나 이러한 수술은 의사선생님의 높은 기술이 요구되는데 저희 원장선생님의 기술은 한국에서 일류이시니 걱정하실 필요가 없으십니다.

손님:　　그렇습니까?

상담사:　그럼 지금 어떻게 하실지 결정하시겠습니까?

손님:　　가족과 상의한 후에 결정하겠습니다. 눈, 코, 턱만 수술하는데 얼마입니까?

상담사:　이렇게 하시면 수술비와 간호 비를 포함하여 19500달러입니다. 수술은 18일로 예약해드리겠습니다.

손님:　　왜 17일로 예약하지 않으시나요? 저는 한국에 10일간만 방문 하는 것이니 조금 빨리 안 될까요?

상담사: 죄송합니다. 17일은 일요일이라 병원에는 출근을 하지 않습니다.

손님: 아, 그럼 수술에 대한 주의사항이 있나요?

상담사: (양악수술)턱을 깎는 수술은 전신마취를 해야 하므로, 수술 전 10시간동안 물과 음식물을 섭취하실 수 없습니다. 18일 오전 10시에 병원으로 오셔서 우선 깨끗이 세수를 하시고, 수술복으로 갈아입으신 후, 안에는 아무것도 착용하지 마시십시오 링거를 맞으시고 채혈 후 체중과 신장을 측정하면 마취과 선생님께서 마취 량을 계산하실 겁니다. 그런 후에, 눈 수술은 부분마취로 진행되므로 눈 수술을 먼저 받으시는데, 수술 과정 중 의사선생님께서 당신에게 입을 벌리거나 다물라고 요구하실 것입니다. 오후에 대수술실로 들어가셔서 전신마취를 하시고 기타수술을 진행하시고, 하루 동안 입원하실 것입니다.

손님: 왜 하루 동안 입원을 해야 하나요?

상담사: 당신은 턱 수술을 하시기 때문에 병원에서 24시간 동안 관찰해야 합니다. 만약 코나 눈 수술만 하시면 입원하실 필요 없이 수술 후 한 두 시간만 자고 일어 나서 병원을 나가셔도 됩니다.

손님: 알겠습니다.

상담사: 수술 후 의사선생님께서 당신의 입안에 두 개의 관을 걸어서 오염된 피를 빼실 것이고, 간호사는 당신에게 진통제를 줄 것입니다. 다음날 아침 일어나신 후에는 물을 마실 수 있으나, 입안 상처가 감염 되는 것을 방지하기 위해 약물로 가글을 하셔야 합니다. 오후에는 간호사가 입안의 관 두개와 눈에 붙여놓은 테잎을 제거하면, 주사를 맞으시고 7일치의 소염제를 받으셔서 돌아가시면 됩니다. 수술 후 3-4일 동안은 유동식을 드셔야하는데, 첫날에는 입안의 상처 때문에 뜨거운 것은 드실 수 없습니다.

손님: 수술 후에 세수를 해도 되나요?

상담사: 수술 후 실밥을 제거하기 전까지 세수는 할 수 없습니다. 수술 후 7일 동안 매일 병원에 오셔서 검사를 받으시고 주사를 맞으시고 눈과 코를 소독해야 합니다.

손님: 그럼 코와 눈의 실밥은 언제 제거하나요?

상담사: 코는 수술 후 5일째 되는 날, 눈 수술 후 쌍커플 실밥은 7일후 제거합니다. 일반적으로 말해서, 코 수술 후 첫 날은 코피가 흐릅니다. 그러나 만약에 코피가 안에 고여 있게 되면 코 안에 어혈이 생기므로 어혈을 뽑아내야 합니다. 실밥을 제거하기까지 5일이 걸리는데 이렇게 되면 귀국날짜가 늦어지는데 그 때가 되서도 비행기 티켓의 날짜를 바꿀 수 있나요?

손님: 저의 비행기 티켓은 날짜를 변경할 수 없습니다. 그럼 어떻게 하죠?

상담사: 괜찮습니다. 그때에 원장님께서 10일치의 소염진통제를 처방해 주실 테니, 회복이 좀 느리긴 하지만, 약으로 드셔도 됩니다.

손님: 저의 얼굴은 언제 회복이 될까요?

상담사: '자연' 스럽게 되려면 3개월이고, '완전회복'은 반 년 정도 걸립니다.

손님: 그럼, 귀국 하는 날 만약에 나의 얼굴이 너무 부어서 세관에서 나를 구별하지 못하면 어쩌죠?

상담사: 안심하세요. 수술 후에 병원에서 당신에게 증명서를 발급해 드릴 테니 당신은 증명서를 가지고 어디어디를 했다고 말씀하시면 됩니다.

01. 우선 피부 보습에 주의하셔야 하지만, 한국에서 성형수술 후에는 피부가 쉴 수 있도록 어떠한 보습 품으로도 닦지 않습니다. 다음날부터 아침저녁으로 열심히 보습하셔야 합니다.

02. 다음으로 자외선 차단에 주의하셔야 함으로, 마스크와 양산을 쓰시고 긴 옷을 입으셔야 합니다.

03. 다음으로 일주일 동안은 금주하시고 되도록 맵거나 자극적은 음식은 적게 드십시오.

04. 비강 내 상처는 건조해야 함으로 물이 들어가면 안됩니다.

05. 코 수술 일주일 후 실밥을 제거한 후에 비로써 화장을 시작해야 감염을 막을 수 있습니다.

06. 화장품은 향이 없는 제품을 선택하십시오.

07. 수술부위는 깨끗히 건조시키고 노출된 상처표면에는 간단한 항생연고를 바르십시오.

08. 수술부위가 공기나 벌레 등의 세균에 감염되기 쉬우니, 먼지에 의한 수술부위 감염을 막기 위해 되도록 외부 활동을 줄이시고, 더운 물에 젖지 않게 하십시오.

09. 수술 후 24시간 내 얼음찜질을 하시면 통증과 부기에 도움이 됩니다.

10. 주사요법코수술(코필러주입술)후 수술부위에 냉, 온찜질을 하지 마십시오.

11. 주사요법코수술(코필러주입술)후 24시간 내에 형태가 고정될 수 있도록 주사부위를 만지지 마십시오.

12. 주사요법코수술(코필러주입술)후 일주일 동안은 되도록 아스피린 계통의 피의 응고를 방지하는 약물 등을 피하시기 바랍니다.

13. 격렬한 운동은 피하십시오.

14. 수술후 일주일간 사우나 혹은, 고온관리를 피하십시오.

❀ **임 소 영**(任少英)

華東師範大學 대외한어학과 박사졸업
현) 여주대학교 관광중국어과 교수

❀ **유 선 영**(兪善英)

한양대학교 중어중문학과 박사졸업
현) 여주대학교 관광중국어과 교수

❀ **임 태 현**(林泰顯)

中國社會科學院 철학과 박사졸업
현) 여주대학교 관광중국어과 교수

❀ **양 우 사**(楊宇仕)

南開大學 언어학 및 응용언어학과 석사졸업
현) 여주대학교 관광중국어과 초빙교수

医美观光服务中国语
의료관광서비스중국어

초판인쇄 2014년 12월 10일
초판발행 2014년 12월 28일

저 자 임 소 영·유 선 영·임 태 현·양 우 사
발 행 인 윤 석 현
발 행 처 제이앤씨
책임편집 최인노·김선은
등록번호 제7-220호

우편주소 서울시 도봉구 우이천로 353 성주빌딩 3층
대표전화 02) 992 / 3253
전 송 02) 991 / 1285
홈페이지 http://www.jncbms.co.kr
전자우편 jncbook@hanmail.net

ⓒ 임소영·유선영·임태현·양우사, 2014. Printed in KOREA

ISBN 978-89-5668-396-6 13720

정가 12,000원(MP3+부록 포함)

医美观光服务中国语
의료관광서비스중국어

부록

1. 괄호 안에 들어갈 단어를 보기에서 고르시오.

보기 : 稍微　　多久　　进入　　安排

1) 待会儿我们在饭店可以休息(　　　)？

2) 今晚为大家(　　　)的是传统的韩国烤肉。

3) 我们已经(　　　)首尔市内了。

4) 所以我们把行程(　　　)改一下。

2. 다음 단어를 올바른 순서로 배열하여 문장을 만드시오

1) 习惯　吃饭　坐真　不　这样

　➡ ____ 。

2) 饭店　休息　回　我们　就

　➡ ____ 。

3) 去　可以　待会儿　带　您　买　我

　➡ ____ 。

4) 一定　请　时间　大家　要　遵守

　➡ ____ 。

3. 다음 괄호 안의 주어진 단어를 사용하여 대화를 완성하시오.

1)
A：为什么要穿这么多衣服？

B：________________________。(免得)

2)
A：你觉得我几点出发比较好？

B：________________________。(最好)

3)
A：听说明天下午会下雨，那运动会怎么办？

B：________________________？(稍微)

4)
A：朝鲜半岛地图上的三八线有什么作用？

B：________________________。(分为)

4. 본문요약 빈칸 채우기.

导游小金__________介绍了这次的__________，因为__________

说明天会下雨，所以他把行程__________改了一下，先去东大门和乐天世界玩，

因为它们都是在__________，__________下雨。大后天将乘坐__________

到庆州，__________时间大概4个小时__________。他们要在庆州__________两

夜，然后再回到首尔市进行__________。最后一天，因为是下午两点的

__________，所以他们早上会有半天的__________时间，大家可以在

明洞__________，但是最后一天的午餐，导游说必须__________。

旅游大巴进到了首尔市内，左手边是___________首尔市的汉江，___________514公里，_______首尔市___________江南和江北。江南地区有着韩国最___________的商业区和最___________的住宅区。汉江上___________25座大桥，___________了许多___________的景色。导游说会安排大家坐___________欣赏汉江美丽的___________。再10分钟就可以到达___________的饭店了，导游请大家准备一下。

到达酒店后，导游先去___________帮大家___________团体住宿___________，他让大家在___________等候一下。导游按照___________，分配两人一室。团员听到自己的名字以后，就出去拿___________和___________。导游要求6点在一楼大厅___________，他请大家要___________时间。导游还请大家要注意，客房的电视___________有些是___________，费用得___________。打国际电话回中国的时候，只要先___________，就可以___________到外线，听到___________以后，就可以开始___________。酒店的国际长途___________很贵，最好___________。

旅行社__________三餐的安排，如果__________住的是____________酒店，就在酒店里吃______________早餐。如果住的是______________，就在外面吃早餐。______________会安排一些韩国______________让观光客品尝韩式__________，也会安排一些中餐，__________观光客因为______________韩国菜而____________。吃传统的韩国烤肉，__________时，得__________鞋子，把鞋子放在__________上。韩国传统喜欢______________，先在桌底下拿个__________出来，然后__________坐。大部分的中国观光客都不太__________，但是要__________一下韩国的饮食文化就要______________。

韩国人吃烤肉，喜欢包______________一起吃。拿一两片菜叶，把烤好的肉沾些__________或______________放在葉子上面，可以依______________，加上__________、______________或__________，包起来，__________吃进去，这样会__________好吃。

吃完饭后，导游带着团员回饭店休息。有位团员有点儿__________、__________，他想吃______________或__________，但是导游没有，他说__________可以带客人去__________的药房买。为了这几天的行程，导游请大家今晚要__________休息，______________。导游让饭店前台为大家__________6点半的__________服务电话，请大家__________起床。明天八点在大厅__________上车。导游叮咛团体行动，请大家一定要__________时间。

1. 괄호 안에 들어갈 단어를 보기에서 고르시오.

> 보기 : 发明　　创造　　大家　　都是

1) 中国人和韩国人(　　　)亚洲人。

2) 所以请(　　　)走快一点。

3) 就是为韩民族(　　　)了韩文。

4) 他(　　　)了一种铁甲龟船。

2. 다음 단어를 올바른 순서로 배열하여 문장을 만드시오.

1) 到　人　齐了　都　现在

➡ ____。

2) 满　的　我们　很　行程

➡ ____。

3) 要　东西　多人　都　我们　买　这么

➡ ____。

4) 要　钱包　大家　小心

➡ ____。

3. 다음 괄호 안의 주어진 단어를 사용하여 대화를 완성하시오.

1)

A：他买的房子怎么样？

B：____。(像……一样)

2)

A：今天的记者会是要发布什么新闻？

B：____。(与……有关)

3)

A：你今天穿的是什么衣服？

B：____？(时髦)

4)

A：怎么样才能出人头地？

B：____？(只要……就……)

4. 본문요약 빈칸 채우기.

车子出发前，导游问："人都__________了吗？""请看看您的______________，__________谁没来？"结果张小丽还没来。有位团员说她去上__________，______________就来。后来人都到齐了，车要开的时候，导游请大家__________安全带，并且叮咛__________的话，座位前面都有______________，大家可以__________。

在__________景福宫的路上，车子经过了光化门__________，______________所看到的__________是__________时代抗日__________李舜臣__________，

他____________了一种铁甲龟船，____________了日本人。____________是教保大楼，里面____________有韩国最大的____________"教保文库"。____________，车子的左手边看到坐在____________上的是世宗大王的雕像。世宗大王最____________的地方，就是为____________创造了韩文。客人想参观一下教保文库，可是导游说行程____________，所以没有____________安排。

到达景福宫以后，只有一个小时的参观时间。时间有点____________，所以导游请大家____________，跟上他，____________不要拉得太长。突然有客人想上____________，导游说想上洗手间的，请____________他去。不想上的人，请在那里____________。在____________的时间里，导游建议他们可以____________件传统的____________照张相，____________纪念。

明洞有很多韩国____________品牌的化妆品。中国人和韩国人都是____________，所以韩国____________的化妆品很____________中国人。在明洞，观光客可以买到较____________的商品。明洞的每家店里____________都有专门的中文____________，中国观光客可以好好儿地____________一番。导游要大家____________手表的时间，12点在新韩银行门口____________，再去下一个____________仁寺洞。并且要大家____________他的手机号。导游说万一____________了，讲不清楚____________，可以请____________韩国人帮忙。

在仁寺洞，观光客可以买到一些____________美术品、现代____________，韩服、____________，工艺品以及____________韩国传统文化____________的旅游____________。还有仁寺洞有很多的韩国____________餐厅和传统____________，是一个非常____________韩国____________的地方。

南大门市场人潮＿＿＿＿＿＿，大家要小心＿＿＿＿＿＿。南大门很大，有很多＿＿＿＿＿＿商场，如果＿＿＿＿＿＿的话，可以＿＿＿＿＿＿看一栋最高的＿＿＿＿＿＿——MESA大楼，＿＿＿＿＿＿那个方向走，就可以找到回去的路了。

东大门是一个24小时营业的＿＿＿＿＿＿，夜间灯火＿＿＿＿＿＿，好像＿＿＿＿＿＿一样。东大门有＿＿＿＿＿＿销售水果、＿＿＿＿＿＿、真丝、棉织品、＿＿＿＿＿＿的商场，也有销售＿＿＿＿＿＿的商城。东大门的斗山商城因为就只有一栋＿＿＿＿＿＿，因此很＿＿＿＿＿＿逛，观光客比较不会＿＿＿＿＿＿，所以很多旅游团都＿＿＿＿＿＿逛这栋大楼。通常导游＿＿＿＿＿＿在大楼一楼的＿＿＿＿＿＿等，观光客＿＿＿＿＿＿出来＿＿＿＿＿＿会看到导游。

因为旅游团回国＿＿＿＿＿＿，在机场免税店＿＿＿＿＿＿的时间＿＿＿＿＿＿，很多人都不能好好儿＿＿＿＿＿＿免税商品。所以旅行社通常会安排大家去逛＿＿＿＿＿＿免税店，这样大家可以＿＿＿＿＿＿选购，＿＿＿＿＿＿回国当天可以在机场免税店的＿＿＿＿＿＿提领。但是机场＿＿＿＿＿＿后，＿＿＿＿＿＿不能打开免税品"安全＿＿＿＿＿＿透明袋"的包装，这样才能带上飞机。特别是＿＿＿＿＿＿、＿＿＿＿＿＿及＿＿＿＿＿＿的东西，在到达＿＿＿＿＿＿前都不要打开包装，＿＿＿＿＿＿产生＿＿＿＿＿＿的麻烦。

快到仁川机场前，游客们的＿＿＿＿＿＿常常还有很多韩币＿＿＿＿＿＿。而韩币拿回中国是不能＿＿＿＿＿＿消费的。如果旅游团还有一些时间，导游会带大家到机场附近的韩国＿＿＿＿＿＿店逛逛。大家可以为＿＿＿＿＿＿选购一些韩国，＿＿＿＿＿＿，将手中＿＿＿＿＿＿的韩币＿＿＿＿＿＿花完。走过不要＿＿＿＿＿＿，＿＿＿＿＿＿出国旅行，不买的话，＿＿＿＿＿＿回去以后都会＿＿＿＿＿＿！大家应该＿＿＿＿＿＿购物机会。

1. 괄호 안에 들어갈 단어를 보기에서 고르시오.

> 보기 : 拉开　难得　过程　禁止

1) 我皮包的拉链被(　　　)了。

2) 所有公共场所全面(　　　)吸烟。

3) 演出(　　　)中不能拍照。

4) 我觉得大家(　　　)来韩国旅游。

2. 다음 단어를 올바른 순서로 배열하여 문장을 만드시오.

1) 抽　那　去　我　好了　外面

   ▶ _______________________________________ 。

2) 快点　了　请　烟　掐　您　把

   ▶ _______________________________________ 。

3) 马上　我　会　您　告诉

   ▶ _______________________________________ 。

4) 负责　我　安全　可以　自己　的　自己

   ▶ _______________________________________ 。

3. 다음 괄호 안의 주어진 단어를 사용하여 대화를 완성하시오.

1)

A：汉江有多长？

B：____。(由……向……)

2)

A：这件事会牵涉到李社长吗？

B：________________________________。(不只……连……也……)

3)
A：韩国人主食吃什么？

B：________________________________。(以……为……)

4)
A：你可以载我去一下银行吗？

B：________________________________？(刚好)

4. 본문요약 빈칸 채우기.

韩剧里，韩国人去____________，头上用________包的____________，客人很想学。导游说那个很简单，__________把长毛巾____________，__________长条形。再______两端像____________一样，____________卷个几卷，__________个人________的大小，__________长度，再将中间__________，______在头上就是绵羊角了。

来韩国观光，没看场______，就好像是___________一样。所以导游__________大家去看看"乱打秀"。这是韩国人独创的__________________表演，以厨房为___________，用_______________等厨房用具敲打出__________的节奏。看了，可以解除__________和__________。听不懂韩国话，也能看得懂这个表演，因为整个__________只有几句，__________，都是用_______________在表演，不存在语言__________。外国__________看演员的__________就能看__________。这个秀很__________，很__________。有__________，__________武术、魔术、__________，特技，演员和观众有很多的__________，看过的人都觉得_______________。__________每个来韩国的外国人都不会_______________这个表演。表演时间90分钟，___________________，笑声__________，__________一看。

韩国__________，__________公共场所__________禁止吸烟。__________是在购物中心，公园，公交车站__________和学校__________，__________不让吸烟，__________将__________10万韩元。

为了大家的健康，如果___________上来了，只能___________韩国的规定，__________忍耐一下。被__________的话，__________客人要被罚款，

连__________也会__________。外国人如果不交罚款，可能会________________，

不让回国，非常严重！观光客得多多___________韩国的__________。

这次参加旅游团的一个客人，______________有朋友________韩国。她说朋友

___________要带她出去玩，她想___________行动。导游说很__________，旅

游团都是___________一起行动，不能___________行动。如果客人___________

脱团行动，旅行社无法___________客人的安全。如果客人______________脱团

行动的话，______________写一张__________________给导游，表示客人自己

__________脱团__________时的安全__________。

성 명 ___________　학 과 ___________
학 년 ___________　학 번 ___________

1. 괄호 안에 들어갈 단어를 보기에서 고르시오.

> 보기 : 时常　特地　去世　跟

1) 请(　　　)我来。

2) 我(　　　)头痛。

3) 所以这次(　　　)来韩国看病。

4) 我的爷爷是肝癌(　　　)的。

2. 다음 단어를 올바른 순서로 배열하여 문장을 만드시오.

1) 去　我　电梯　您　搭　带

　➡ ____________________________________。

2) 帮　内科　您　挂　神经　我

　➡ ____________________________________。

3) 需要　填写　初诊表　一下　您

　➡ ____________________________________。

4) 神经　看　您　内科　那　应该

　➡ ____________________________________。

3. 다음 괄호 안의 주어진 단어를 사용하여 대화를 완성하시오.

1)

A：你们是怎么来的？

B：_______________________________________。(是……的)

2)

A：_______________________________________？(是否)

B：我很喜欢，谢谢。

3)

A：这个是什么字？

B：字太小了，我_______________________？(看+결과보어)

4)

A：他怎么没来上班？

B：_______________________________________？(得, dé)

4. 본문요약 빈칸 채우기.

第一次去医院看诊需要填写____________，上面要写你的基本资料，例如姓名、联络

方式、婚姻状况等等。____________上要填写你以前得过什么重大的____________，

例如糖尿病、高血压____________。"家族病历"是看看你的________________是否得

过什么病。"病历"上还会问你是否____________服用什么药物，有没有对什么药物

________________。如果时常头痛，就________________看神经内科，指定要

________________会比较贵。

1. 괄호 안에 들어갈 단어를 보기에서 고르시오.

> 보기 : 量　寄　做　花

1) 其他的一个星期后会(　　　)给您。

2) 我这次来韩国做健康检查(　　　)了很多钱。

3) 明天(　　　)健康检查需要空腹。

4) 今天我先带您去(　　　)一下血压。

2. 다음 단어를 올바른 순서로 배열하여 문장을 만드시오.

1) 换　请　去　衣服　您　更衣室

　➡ ____ 。

2) 您　抽血　去　现在　带　我

　➡ ____ 。

3) 要　检查　什么　后天　做　那

　➡ ____ 。

4) 出　会　天　就　来　当

　➡ ____ 。

3. 다음 괄호 안의 주어진 단어를 사용하여 대화를 완성하시오.

1)

A：我们先去量血压。

B：______________________________。(接下来)

2)

A：星期天我们去海边玩，怎么样？

B：______________________________。(与其……不如……)

3)

A：我们星期六开车出去玩，怎么样？

B：______________________________。(与其……不如……)

4)

A：我的手肿起来了，怎么办？

B：______________________________。(先……再……)

4. 본문요약 빈칸 채우기.

基本综合体检___________的检查需要___________，过了晚上八点就不可以吃___________。做一些血常规和尿常规项目就得___________和___________。腹部B超可以___________脂肪肝、胆结石、___________、胰腺癌。心电图可以发现心肌肥厚、传导阻滞、心律失常等___________。内视镜检查、照CT(断层扫描)属于___________。量血压要先脱掉外套，并且___________。抽血的时候要握___________，抽完血后，要___________棉球五分钟，不可以___________，___________造成血肿淤青。如果血肿淤青了，就先___________，24小时后再___________。照X光时，要先去___________换衣服，并___________身上的金属饰品。虽然做健康检查会花很多钱，但是___________以后花大钱治病，___________现在花小钱做预防。

1. 괄호 안에 들어갈 단어를 보기에서 고르시오.

> 보기 : **不然　　留　　所以　　黑黑黄黄**

1) 因为您的牙松动得很厉害，所以不能(　　　)了。

2) 还有我丈夫牙齿(　　　)的。

3) 因为您患了牙周炎，(　　　)有两颗牙已经松动了。

4) 旁边的牙一定要坚固，(　　　)会影响植牙的效果。

2. 다음 단어를 올바른 순서로 배열하여 문장을 만드시오.

1) 牙齿　几　缺　还有　颗　了

　▶ ____。

2) 医生　看　再　让　牙　然后

　▶ ____。

3) 疼　牙齿　最近　我　有点儿

　▶ ____。

4) 要　牙齿　想　美白　他

　▶ ____。

3. 다음 괄호 안의 주어진 단어를 사용하여 대화를 완성하시오.

1)

A：大家出门为什么都戴着口罩？

B：＿＿＿＿＿＿＿＿＿＿＿＿＿＿＿＿＿＿＿＿。(因为……因此……)

2)

A：报考这个工作有什么限制？

B：＿＿＿＿＿＿＿＿＿＿＿＿＿＿＿＿＿＿＿＿。(才能)

3)

A：为什么我们要早点出发？

B：＿＿＿＿＿＿＿＿＿＿＿＿＿＿＿＿＿＿＿＿。(不然)

4)

A：他长得怎么样？

B：＿＿＿＿＿＿＿＿＿＿＿＿＿＿＿＿＿＿＿＿。(无法)

4. 본문요약 빈칸 채우기.

缺了牙齿，得＿＿＿＿＿＿。牙齿长得不好，得＿＿＿＿＿＿牙齿。齿黑黑黄黄的，得＿＿＿＿＿＿。经过检查，患者患了＿＿＿＿＿＿，牙齿已经松动了，得＿＿＿＿＿＿。蛀牙得拔除＿＿＿＿＿＿，做＿＿＿＿＿＿治疗。蛀牙如果蛀得很厉害，无法用补的，就要＿＿＿＿＿＿。植牙平均一颗两百万韩币＿＿＿＿＿＿。植牙需要补骨粉的话，必须＿＿＿＿＿＿。植牙手术后，可以正常＿＿＿＿＿＿，也可以正常刷牙。拆线三个月后才能取模做＿＿＿＿＿＿。牙齿的保健，最重要的是＿＿＿＿＿＿到医院＿＿＿＿＿＿及＿＿＿＿＿＿。具体的＿＿＿＿＿＿，我会请＿＿＿＿＿＿再详细给您介绍。

1. 괄호 안에 들어갈 단어를 보기에서 고르시오.

> 보기 : 安排　　好像　　成功　　担心

1) 我有点儿(　　　)手术能不能成功。

2) 我们帮您(　　　)的是正规医院。

3) 这家医院的手术(　　　)案例众多。

4) 我看您(　　　)有点紧张。

2. 다음 단어를 올바른 순서로 배열하여 문장을 만드시오.

1) 观光　都　我　来　别人　韩国　以为

➡ ____。

2) 进去　我们　咨询　快　院长　吧　与

➡ ____。

3) 看看　的　他　帮　您　咬肌　您

➡ ____。

4) 笑一笑　院长　您　请

➡ ____。

3. 다음 괄호 안의 주어진 단어를 사용하여 대화를 완성하시오.

1)

A：你认识他吗？

B：____________________________。(虽然……但是……)

2)

A：____________________________。(好像)

B：这是我第一次参加面试。

3)

A：做这个手术会不会痛啊？

B：____________________________。(因为……所以……)

4)

A：他去哪儿了？你知道吗？

B：____________________________。(可能)

4. 본문요약 빈칸 채우기.

短期来韩，只是做__________________，都是一些______________，做点儿
__________________，__________________小，__________________很快。有些还不需要
__________，只用到__________或__________________。美容手术后，通常会给
3~5天的__________和__________药。很多人想要有一张__________________，希
望有__________________的鼻子，就做__________手术。脸大想变小，就可以削
__________________。第一次做双眼皮，用埋线法__________最好。取鼻翼的软骨垫
鼻头，都是鼻子上的__________，__________会更好，比较不会__________。
手术都是院长亲自__________，他每天只有半个小时可以做__________，所以有关
__________手术过程、恢复、价钱等等都是跟室长谈。

1. 괄호 안에 들어갈 단어를 보기에서 고르시오.

> 보기 : 拆线　　全身　　可拍　　商谈

1) 下午进大手术室做(　　　　)麻醉。

2) 手术后一直到(　　　　)前都不能洗脸。

3) 我是这里负责(　　　　)的咨询师。

4) 我觉得削骨挺(　　　　)的。

2. 다음 단어를 올바른 순서로 배열하여 문장을 만드시오.

1) 了解 的 您 不 吗 什么 有 ?

➡ ____。

2) 证明 个 会 您 医院 开 给

➡ ____。

3) 会 护士 痛 您 输止 药 帮

➡ ____。

4) 住 要 院 一天 为什么 ?

➡ ____。

3. 다음 괄호 안의 주어진 단어를 사용하여 대화를 완성하시오.

1)

    A：我不喜欢吃饺子。

    B：________________________________。(不是……吗？)

2)

    A：我没有时间送过去。

    B：________________________________。(用……也行)

3)

    A：________________________________？(觉得)

    B：他们挺浪漫的。

4)

    A：海关认不出我是谁，怎么办？

    B：________________________________？(会)

4. 본문요약 빈칸 채우기.

想要有明星____________的鼻子，那么鼻子就会做得____________高。通常会用

____________垫鼻梁，用鼻翼的____________垫鼻头。鼻子的伤口都在____________

里，外面__________看不到伤口。____________削骨手术是最不危险的，因为不用

放入任何____________，没有________________的问题，只是拿出来东西。但是这

项手术对医生的________________比较高，而我们院长的技术在韩国____________

一流的。只做眼睛、鼻子、下颚角的话，__________和__________一共是19500美金。

做下颚角需要_________________，所以手术前10小时就得开始______________。

做眼睛的手术是_________________，手术过程中医生会___________你张开、闭

合。手术后，医生会在您的嘴里插两根管子排___________，护士会帮您输

_____________。要用药水___________，因为口里有伤口，要防止___________。

手术后3-4天都只能喝_________________，一直到___________前都不能洗脸。鼻

子有淤血，得___________抽五天，超过回国日子的话，用_____________也

行，就是会_______得慢一点，到时候院长会___________十天的_____________给

您。手术完后，脸还是很_______，海关_____________你是谁，医院会给您开个

_________________，您可以___________那个证明回国。

보충단어

第一单元 旅游服务
여행 서비스

1-1 行程说明 ▎여정 설명

	导游	dǎoyóu	명사	관광 안내원. 가이드
□□	导游	dǎoyóu	명사	관광 안내원. 가이드
□□	神圣	shénshèng	형용사	신성하다. 성스럽다
□□	乐天世界	lètiānshìjiè	명사	롯데월드
□□	民俗村	mínsúcūn	명사	민속촌
□□	爱宝乐园	àibǎolèyuán	명사	에버랜드
□□	大巴	dàbā	명사	대형 버스
□□	庆州	qìngzhōu	명사	경주
□□	班机	bānjī	명사	정기 항공편
□□	分为	fēnwéi	동사	(…으로) 나누다
□□	住宅区	zhùzháiqū	명사	주택가. 주택 단지
□□	欣赏	xīnshǎng	동사	감상하다
□□	夜景	yèjǐng	명사	야경
□□	电视节目	diànshìjiémù	명사	텔레비전프로그램

□□	拨号	bōhào	동사	(전화의) 번호를 누르다
□□	长途	chángtú	형용사	장거리의
□□	关于	guānyú	개사	…에 관해서〔관하여〕
□□	度假村	dùjiàcūn	명사	휴양지
□□	免得	miǎnde	접속사	…하지 않도록
□□	垫子	diànzi	명사	깔개. 방석. 매트
□□	腰酸腿麻	yāosuāntuǐmá	동사	허리가 쑤시고 다리가 저리다.
□□	饮食文化	yǐnshíwénhuà	명사	음식문화
□□	叶子	yèzi	명사	잎. 잎사귀
□□	干	gàn	동사	~~하다
□□	示范	shìfàn	동사	시범(하다)
□□	酱汁	jiàngzhī	명사	(요리)소스
□□	豆瓣酱	dòubànjiàng	명사	된장
□□	蒜	suàn	명사	마늘
□□	葱	cōng	명사	파
□□	撕	sī	동사	(손으로) 찢다. 뜯다
□□	火锅	huǒguō	명사	신선로. 샤브샤브
□□	石锅拌饭	shíguōbànfàn	명사	돌솥 비빔밥
□□	自助餐	zìzhùcān	명사	뷔페
□□	鲍鱼粥	bàoyúzhōu	명사	전복죽
□□	退烧药	tuìshāoyào	명사	해열제
□□	感冒药	gǎnmàoyào	명사	감기약
□□	叫醒服务电话	jiàoxǐngfúwùdiànhuà	명사	모닝콜 서비스
□□	团体行动	tuántǐxíngdòng	명사	단체행동

1-2 导览用语 ▎가이드 용어

□□	光化门广场	guānghuàménguǎngchǎng	고유명사	(관광지)광화문광장
□□	雕像	diāoxiàng	명사	인물상. 조각상
□□	朝鲜时代	cháoxiǎnshídài	명사	조선시대
□□	民族英雄	mínzúyīngxióng	명사	민족 영웅
□□	李舜臣将军	lǐshùnchénjiāngjūn	고유명사	이순신장군

□□	铁甲龟船	tiějiǎguīchuán	고유명사	거북선
□□	教保大楼	jiāobǎodàlóu	명사	교보빌딩
□□	教保文库	jiāobǎowénkù	명사	교보문고
□□	世宗大王	shìzōngdàwáng	고유명사	세종대왕
□□	伟大	wěidà	형용사	위대하다
□□	韩文	hánwén	명사	한국어
□□	队伍	duìwu	명사	(조직적인) 대열. 행렬
□□	韩服	hánfú	명사	한복
□□	亚洲人	yàzhōurén	명사	아시아 사람
□□	新韩银行	xīnhán Yínháng	명사	신한은행(Sinhan Bank)
□□	忘记	wàngjì	동사	(지난 일을) 잊어버리다
□□	古代美术品	gǔdàiměishùpǐn	명사	고대미술품
□□	现代艺术品	xiàndàiyìshùpǐn	명사	현대예술품
□□	陶瓷器	táocíqì	명사	도자기. 자기. 사기 그릇
□□	抬头	táitóu	동사	머리를 들다
□□	建筑物	jiànzhùwù	명사	건축물
□□	批发市场	pīfāshìchǎng	명사	도매 시장
□□	灯火	dēnghuǒ	명사	등불. 등화
□□	璀璨	cuǐcàn	형용사	빛나는 모양. 눈부신 모양
□□	水产	shuǐchǎn	명사	수산
□□	真丝	zhēnsī	명사	실크
□□	棉织品	miánzhīpǐn	명사	면제품. 면직물
□□	手工艺品	shǒugōngyìpǐn	명사	수공예품

1-3 其他服务 ▌기타 서비스

□□	拉链	lāliàn	명사	지퍼(zipper)
□□	挂失	guàshī	동사	분실 신고를 하다
□□	倒霉	dǎoméi	형용사	재수 없다. 운수 사납다
□□	国民银行	guómínyínháng	명사	국민은행
□□	咖啡厅	kāfēitīng	명사	커피숍
□□	便利商店	biànlìshāngdiàn	명사	편의점

□□	喜爱	xǐ'ài	동사	좋아하다. 애호하다
□□	汗蒸幕	hànzhēngmù	명사	한증막
□□	透过	tòuguo	동사	~를 통하여, 거치다
□□	毛孔	máokǒng	명사	땀구멍. 모공
□□	扩张	kuòzhāng	동사	확장되다. 늘어나다
□□	排出	páichū	동사	배출하다
□□	毒素	dúsù	명사	독소
□□	缓解	huǎnjiě	동사	(정도가) 완화되다. 호전되다
□□	肌肉痛	jīròutòng	명사	근육통
□□	疲劳	píláo	형용사	피로하다
□□	毛巾	máojīn	명사	수건. 타월
□□	长度	chángdù	명사	길이
□□	撑开	chēngkāi	동사	열다. 벌리다
□□	锅碗瓢盆	guōwǎnpiáopén	명사	취사 도구. 주방용구
□□	澎湃	péngpài	형용사	거세게 일어나다
□□	节奏	jiézòu	명사	리듬. 박자. 템포
□□	台词	táicí	명사	대사
□□	观众	guānzhòng	명사	관중. 구경꾼
□□	演员	yǎnyuán	명사	배우. 연기자
□□	表情	biǎoqíng	명사	표정
□□	搞笑	gǎoxiào	동사	웃기다
□□	武术	wǔshù	명사	무술. 우슈
□□	魔术	móshù	명사	마술
□□	冷场	lěngchǎng	명사	썰렁한 장면
□□	笑声	xiàoshēng	명사	웃음소리
□□	见识	jiànshi	동사	견문을 넓히다. 경험을 늘이다
□□	公共场所	gōnggòngchǎngsuǒ	명사	공공장소
□□	公交车站	gōngjiāochēzhàn	명사	버스정류장
□□	违	wéi	동사	어기다. 위반하다
□□	忍耐	rěnnài	동사	인내하다. 참다
□□	挨罚	āifá	명사	벌

□□	保障	bǎozhàng	동사	보장하다. 보증하다
□□	负责	fùzé	동사	책임지다
□□	脱团	tuōtuán		여행단 이탈
□□	切结书	qiējiéshū	명사	서약서, 보증서 (具结书) 같은 말
□□	担负	dānfù	동사	부담하다. 맡다
□□	责任	zérèn	명사	책임

第二单元 医疗服务
의료 서비스

2-1 挂号 ┃ 접수, 수속

□□	资料	zīliào	명사	자료
□□	联络处	liánluòchù	명사	연락처
□□	电子邮件	diànzǐyóujiàn	명사	이메일
□□	信箱	xìnxiāng	명사	우체통. 사서함
□□	职业	zhíyè	명사	직업
□□	国籍	guójí	명사	국적
□□	婚姻	hūnyīn	명사	결혼
□□	状况	zhuàngkuàng	명사	상황. 형편. 상태
□□	例如	lìrú	동사	예를 들면. 예컨대
□□	直系家属	zhíxìjiāshǔ	명사	직계가족
□□	是否	shìfǒu	부사	…인지 아닌지
□□	爷爷	yéye	명사	할아버지
□□	去世	qùshì	동사	세상을 떠나다. 사망하다
□□	时常	shícháng	부사	늘. 항상. 자주
□□	找不出	zhǎobuchū	동사	찾아낼 수 없다
□□	特地	tèdì	부사	특(별)히. 각별히

□□	指定	zhǐdìng	동사	지정하다
□□	专家	zhuānjiā	명사	전문가
□□	贵	guì	형용사	(값이) 비싸다. 귀(중)하다
□□	大楼	dàlóu	명사	빌딩. 고층 건물

2-2 健康检查 ▌ 건강 검진

□□	基本	jīběn	형용사	기본의. 기본적인
□□	综合	zōnghé	동사	종합하다
□□	项目	xiàngmù	명사	항목. 종목. 사항
□□	常规	chángguī	명사	일반적인[변하지 않는] 규정[규칙]
□□	抽血	chōuxuè	동사	채혈. 피를 빼내다
□□	听力	tīnglì	명사	청력
□□	以及	yǐjí	접속사	및. 그리고
□□	发现	fāxiàn	동사	발견하다
□□	传导	chuándǎo	명사	(열·전기의) 전도
□□	阻滞	zǔzhì	동사	(장애로) 가로막히다. 지체되다
□□	心律	xīnlǜ	명사	심박(心搏)의 리듬
□□	失常	shīcháng	형용사	비정상적이다
□□	异常	yìcháng	형용사	이상하다. 정상이 아니다
□□	症状	zhèngzhuàng	명사	(병의) 증상. 증세
□□	精密	jīngmì	형용사	정밀하다
□□	内视镜	nèishìjìng	명사	내시경
□□	照	zhào	동사	(사진·영화를) 찍다
□□	脱掉	tuōdiào	동사	벗다
□□	外套	wàitào	명사	외투. 오버코트(overcoat)
□□	上臂	shàngbì	명사	위팔. 상박
□□	水平面	shuǐpíngmiàn	명사	수평면
□□	搓揉	cuōróu	동사	문지르다
□□	以免	yǐmiǎn	부사	…하지 않도록. …않기 위해서
□□	血肿	xuèzhǒng	명사	혈종
□□	淤青	yūqīng	명사	멍

☐☐	冰敷	bīngfū	명사	얼음찜질
☐☐	消肿	xiāozhǒng	동사	부기를 가라앉히다
☐☐	接下来	jiēxiàlái	조사	다음은
☐☐	金属饰品	jīnshǔshìpǐn	명사	금속 장신구. 악세서리
☐☐	报告	bàogào	명사	보고. 보고서
☐☐	寄	jì	동사	(우편으로) 부치다. 보내다

2-3 看牙科 ▌ 치과 진료

☐☐	主要	zhǔyào	형용사	주요하다　부사　주로. 대부분
☐☐	最近	zuìjìn	명사	최근. 요즈음
☐☐	疼	téng	동사	아프다
☐☐	矫正	jiǎozhèng	동사	교정하다. 바로잡다
☐☐	丈夫	zhàngfu	명사	남편. 사나이
☐☐	机器	jīqì	명사	기계. 기기
☐☐	引进	yǐnjìn	동사	끌어들이다. 도입하다
☐☐	立体	lìtǐ	명사	입체. (공간적 의미의) 입체
☐☐	牙科	yákē	명사	치과
☐☐	电脑	diànnǎo	명사	컴퓨터(computer)
☐☐	断层	duàncéng	명사	단층
☐☐	系统	xìtǒng	명사	계통. 체계. 시스템(system)
☐☐	张开	zhāngkāi	동사	벌리다. 펼치다
☐☐	嘴	zuǐ	명사	입의 통칭. 부리. 주둥이
☐☐	经过	jīngguò	동사	거치다. 경과하다
☐☐	补	bǔ	동사	보충하다. 메우다
☐☐	镶	xiāng	동사	끼워 넣다. 박아 넣다
☐☐	患	huàn	동사	(병에) 걸리다　명사　재해. 화
☐☐	松动	sōngdòng	동사	(이빨이나 나사 따위가) 흔들리다
☐☐	厉害	lìhai	형용사	심하다. 대단하다
☐☐	留	liú	동사	남겨두다
☐☐	旁边	pángbiān	명사	옆. 곁. 측면. 근처
☐☐	坚固	jiāngù	형용사	견고한　동사　견고하게 하다

□□	影响	yǐngxiǎng	명사	영향　동사　영향을 주다
□□	效果	xiàoguǒ	명사	효과
□□	处置	chǔzhì	동사	처리하다. 처치하다
□□	萎缩	wěisuō	동사	위축되다
□□	导致	dǎozhì	동사	야기하다. 초래하다
□□	外露	wàilù	동사	겉에 드러나다. 겉에 나타나다
□□	因此	yīncǐ	접속사	그래서. 그러므로
□□	冷热	lěngrè	명사	춥고 더움. 차고 더움
□□	刺激	cìjī	명사|동사	자극(하다)
□□	手术	shǒushù	명사|동사	수술(하다)
□□	刮治	guāzhì	동사	(칼날로) 깎어(긁어) 다스리다
□□	清除	qīngchú	동사	철저히 제거하다. 완전히 없애다
□□	无法	wúfǎ	동사	(…할) 방법이 없다. …할 수 없다
□□	人工	réngōng	형용사	인공의. 인위적인
□□	牌子	páizi	명사	상표
□□	进口	jìnkǒu	동사	수입하다
□□	平均	píngjūn	명사|형용사	균등(한). 평균(적인)
□□	骨床	gǔchuáng	명사	뼈 받침대
□□	厚	hòu	형용사	두껍다. 두텁다
□□	必须	bìxū	부사	반드시 …해야 한다
□□	注意	zhùyì	동사	주의하다
□□	舒服	shūfu	형용사	편안하다
□□	避开	bìkāi	동사	비키다. 피하다
□□	位置	wèizhi	명사	위치. 자리. 지위
□□	轻柔	qīngróu	형용사	가볍고 부드럽다
□□	拆线	zhéxiàn	동사	(상처가 아문 뒤에) 실밥을 풀다
□□	装	zhuāng	동사	장치하다. 설치하다
□□	模	mó	동사	본뜨다. 모방하다
□□	保健	bǎojiàn	명사|동사	보건(하다)

3-1 微整形美容咨询 ▎ 정형·성형 미용 상담

□□	紧张	jǐnzhāng	형용사	(정신적으로) 긴장하다
□□	其实	qíshí	부사	(그러나) 사실은
□□	短期	duǎnqī	명사	단기(간)
□□	局部	júbù	명사	(일)부분
□□	切口	qiēkǒu	명사	수술 자리. 절개한 자리
□□	恢复	huīfù	동사	회복되다
□□	仪器	yíqì	명사	측정[계측]기
□□	一般	yìbān	형용사	일반적이다. 보통이다
□□	失血	shīxuè	동사	출혈하다. 피를 많이 흘리다
□□	过多	guòduō	형용사	과다하다. 너무 많다
□□	现象	xiànxiàng	명사	현상
□□	担心	dānxīn	동사	염려하다. 걱정하다
□□	成功	chénggōng	동사	성공하다. 이루다
□□	诊所	zhěnsuǒ	명사	진료소. 의원
□□	案例	ànlì	명사	사례. 구체적인 예
□□	众多	zhòngduō	형용사	아주 많다(주로 사람이)
□□	技术	jìshù	명사	기술
□□	成熟	chéngshú	형용사	성숙하다
□□	经验	jīngyàn	명사	경험
□□	丰富	fēngfù	형용사	많다. 풍부하다
□□	观光	guānguāng	동사	관광하다
□□	漂亮	piàoliang	형용사	예쁘다. 아름답다
□□	塌	tā	동사	넘어지다. 무너지다
□□	薄	báo	형용사	얇다

□□	性感	xìnggǎn	명사	성적 매력. 육감
□□	樱桃	yīngtáo	명사	앵두나무
□□	耳朵	ěrduo	명사	귀
□□	部分	bùfen	명사	부분. 일부(분)
□□	关系	guānxi	명사	관계. 연줄
□□	类型	lèixíng	명사	유형
□□	年轻	niánqīng	형용사	젊다. 어리다
□□	效果	xiàoguǒ	명사	효과
□□	垫	diàn	동사	메우다. 보충하다
□□	不必	búbì	부사	…할 필요 없다
□□	虽然	suīrán	접속사	비록 …하지만[일지라도]. 설령…일지라도
□□	组织	zǔzhī	명사	조직
□□	相容	xiāngróng	동사	호환하다. 서로 받아들이다
□□	更	gèng	부사	더욱. 훨씬
□□	排斥	páichì	동사	배척하다
□□	疑问	yíwèn	명사	의문
□□	方案	fāng'àn	명사	방안
□□	细节	xìjié	명사	세부(사항). 사소한 부분
□□	急着	jízhe	동사	초조해 하다. 급히 서두르다
□□	通常	tōngcháng	명사	평상시. 보통. 통상
□□	排	pái	동사	순서대로 정렬하다. 줄을 서다
□□	有关	yǒuguān	형용사	관계가 있는. 관련 있는
□□	过程	guòchéng	명사	과정
□□	谈	tán	동사	말하다. 이야기하다

3-2 手术流程讨论 ▎ 수술과정 논의

□□	负责	fùzé	동사	책임을 지다
□□	建议	jiànyì	명사·동사	건의(하다). 제의(하다)
□□	明星	míngxīng	명사	베우. 연예인 스타
□□	硬	yìng	형용사	단단하다. 딱딱하다

	软	ruǎn	형용사	부드럽다. 연하다
	挺	tǐng	부사	매우. 아주. 대단히
	可拍	kěpà	형용사	두렵다. 무섭다
	危险	wēixiǎn	명사|형용사	위험(하다)
	一流	yìliú	명사	일류
	害怕	hàipà	동사	겁내다. 두려워하다. 무서워하다
	决定	juédìng	동사	결정[결심·결의·의결]하다
	讨论	tǎolùn	동사	토론하다
	测	cè	동사	측정하다. 측량하다
	体重	tǐzhòng	명사	체중. 몸무게
	身高	shēngāo	명사	키. 신장
	要求	yāoqiú	동사	요구하다
	闭合	bìhé	동사	닫다
	进行	jìnxíng	동사	진행하다
	其它	qítā	대명사	기타. 그 밖에
	住院	zhùyuàn	동사	(환자가) 입원하다
	懂	dǒng	동사	알다. 이해하다
	管子	guǎnzi	명사	관. 통. 파이프
	醒来	xǐnglái	동사	잠이 깨다
	不过	búguò	접속사	그러나. 그런데
	防止	fángzhǐ	동사	방지하다
	尤其	yóuqí	부사	더욱이. 특히
	连续	liánxù	동사	연속하다
	改期	gǎiqī	동사	기일을 변경하다
	消	xiāo	동사	없어지다. 제거하다
	自然	zìrán	형용사	자연적으로. 자연스러운
	还是	háishi	부사	아직도. 여전히
	认不出	rènbuchū	동사	알아보지 못하다. 알아내지 못하다

3-3 术后护理及保养 ▎수술 후 보호관리

| | 首先 | shǒuxiān | 명사 | 맨 먼저. 우선 |

□□	肌肤	jīfū	명사	근육과 피부
□□	当天	dàngtiān	명사	당일. 그 날
□□	彻底	chèdǐ	형용사·부사	철저히
□□	认真	rènzhēn	형용사	진지[진실]하다
□□	其次	qícì	명사	다음. 그다음
□□	戴	dài	동사	착용하다. 쓰다
□□	撑	chēng	동사	(떠)받치다
□□	阳伞	yángsǎn	명사	양산
□□	长袖	chángxiù	명사	긴소매 셔츠
□□	保持	bǎochí	동사	지키다. 유지하다
□□	干燥	gānzào	형용사	건조하다
□□	化妆	huàzhuāng	동사	화장하다
□□	选用	xuǎnyòng	동사	골라 쓰다
□□	低抗	dǐkàng	명사·동사	저항(하다)
□□	暴露	bàolù	동사	폭로하다. 드러내다
□□	表面	biǎomiàn	명사	표면. 외견. 외관
□□	间断	jiànduàn	동사	중단되다. 중간에서 끊어지다
□□	涂抹	túmǒ	동사	칠하다. 바르다
□□	户外	hùwài	명사	집밖. 야외
□□	活动	huódòng	동사	활약하다. 활동하다
□□	灰尘	huīchén	명사	먼지
□□	接触	jiēchù	동사	닿다. 접촉하다
□□	容易	róngyì	형용사	쉽다. 용이하다
□□	减轻	jiǎnqīng	동사	(수량·중량이) 경감하다. 줄다
□□	形状	xíngzhuàng	명사	형상
□□	区域	qūyù	명사	구역. 지구
□□	类似	lèisì	형용사	유사하다. 비슷하다
□□	活血化淤	huóxuèhuàyū	의학	어혈을 제거하여 혈맥의 소통을 원활하게하다
□□	高温	gāowēn	명사	고온

연습문제 해답

第一单元 旅游服务
여행 서비스

1-1 行程说明 ▌ 여정 설명

1. 괄호 안에 들어갈 단어를 보기에서 고르시오.

1) 待会儿我们在饭店可以休息(多久)?

2) 今晚为大家(安排)的是传统的韩国烤肉。

3) 我们已经(进入)首尔市内了。

4) 所以我们把行程(稍微)改一下。

2. 다음 단어를 올바른 순서로 배열하여 문장을 만드시오.

1) 坐这样吃饭真不习惯。

2) 我们就回饭店休息。

3) 待会儿我可以带您去买。

4) 请大家一定要遵守时间。

4. 본문요약 빈칸 채우기.

导游小金简单地介绍了这次的行程安排， 因为天气预报说明天会下雨，所以他把行程稍微改了一下，先去东大门和乐天世界玩，因为它们都是在室内，不怕下雨。大后天将乘坐旅游大巴到庆州，行车时间大概4个小时左右。他们要在庆州过两夜，然后再回到首尔市进行市内观光。 最后一天，因为是下午两点的班机，所以他们早上会有半天的自由活动时间，大家可以在明洞逛逛，但是最后一天的午餐，导游说必须自理。

旅游大巴进到了首尔市内，左手边是贯穿首尔市的汉江，全长514公里，把首尔市分为江南和江北。江南地区有着韩国最繁华的商业区和最昂贵的住宅区。汉江上共有25座大桥，创造了许多迷人的景色。导游说会安排大家坐游船欣赏汉江两岸美丽的夜景。再10分钟就可以到达下榻的饭店了，导游请大家准备一下。

到达酒店后，导游先去柜台帮大家办理团体住宿手续，他让大家在大厅等候一下。导游按照分房表，分配两人一室。团员听到自己的名字以后，就出去拿房卡和早餐券。导游要求6点在一楼大厅集合，他请大家要遵守时间。导游还请大家要注意，客房的电视节目有些是收费频道，费用得自付。打国际电话回中国的时候，只要先拨零，就可以转接到外线，听到提示音以后，就可以开始拨号。酒店的国际长途一般很贵，最好长话短说。

旅行社关于三餐的安排，如果当天住的是四花级酒店，就在酒店里吃西式自助早餐。如果住的是度假村，就在外面吃早餐。除了会安排一些韩国风味餐让观光客品尝韩式口味，也会安排一些中餐，免得观光客因为吃不惯韩国菜而饿肚子。吃传统的韩国烤肉，上炕时，得脱掉鞋子，把鞋子放在鞋柜上。韩国传统喜欢席地而坐，先在桌底下拿个垫子出来，然后盘腿坐。大部分的中国观光客都不太习惯，但是要体验一下韩国的饮食文化就要入境随俗。韩国人吃烤肉，喜欢包菜叶子一起吃。拿一两片菜叶，把烤好的肉沾些酱汁或豆瓣酱放在葉子上面，可以依个人喜好，加上蒜片、辣椒段或葱丝，包起来，一口吃进去，这样会比较好吃。

吃完饭后，导游带着团员回饭店休息。有位团员有点儿发烧、头疼，他想吃退烧药或感冒药，但是导游没有，他说待会儿可以带客人去附近的药房买。为了这几天的行程，导游请大家今晚要好好儿休息，养精蓄锐。导游让饭店前台为大家设定6点半的叫醒服务电话，请大家准时起床。明天八点在大厅集合上车。导游叮咛团体行动，请大家一定要遵守时间。

1-2 导览用语 ▌ 가이드 용어

1. 괄호 안에 들어갈 단어를 보기에서 고르시오.

   1) 中国人和韩国人(都是)亚洲人。

   2) 所以请(大家)走快一点。

   3) 就是为韩民族(创造)了韩文。

   4) 他(发明)了一种铁甲龟船。

2. 다음 단어를 올바른 순서로 배열하여 문장을 만드시오.

1) 现在人都到齐了。

2) 我们的行程很满。

3) 我们这么多人都要买东西。

4) 大家要小心钱包。

4. 본문요약 빈칸 채우기.

车子出发前，导游问："人都到齐了吗？" "请看看您的前后左右，还有谁没来？"结果张小丽还没来。有位团员说她去上卫生间，待会儿就来。后来人都到齐了，车要开的时候，导游请大家系好安全带，并且叮咛晕车的话，座位前面都有呕吐袋，大家可以利用。

在前往景福宫的路上，车子经过了光化门广场，左手边所看到的雕像是朝鲜时代抗日民族英雄李舜臣将军，他发明了一种铁甲龟船，打败了日本人。右手边是教保大楼，里面地下室有韩国最大的书店"教保文库"。接下来，车子的左手边看到坐在椅子上的是世宗大王的雕像。世宗大王最伟大的地方，就是为韩民族创造了韩文。客人想参观一下教保文库，可是导游说行程很满，所以没有办法安排。

到达景福宫以后，只有一个小时的参观时间。时间有点赶，所以导游请大家走快一点，跟上他，队伍不要拉得太长。突然有客人想上洗手间，导游说想上洗手间的，请跟他去。不想上的人，请在那里稍等一下。在等待的时间里，导游建议他们可以租件传统的韩服照张相，作为纪念。

明洞有很多韩国本土品牌的化妆品。中国人和韩国人都是亚洲人，所以韩国开发的化妆品很适合中国人。在明洞，观光客可以买到较高档的商品。明洞的每家店里基本上都有专门的中文导购，中国观光客可以好好儿地血拼一番。导游要大家对一下手表的时间，12点在新韩银行门口集合，再去下一个景点仁寺洞。并且要大家记一下他的手机号。导游说万一迷路了，讲不清楚正确位置，可以请旁边的韩国人帮忙。

在仁寺洞，观光客可以买到一些古代美术品、现代艺术品、韩服、陶瓷器、工艺品以及与韩国传统文化有关的旅游纪念品。还有仁寺洞有很多的韩国传统料理餐厅和传统茶馆，是一个非常具有韩国特色的地方。

南大门市场人潮拥挤，大家要小心钱包。南大门很大，有很多栋商场，如果迷路的话，可以抬头看一栋最高的建筑物——MESA大楼，往那个方向走，就可以找到回去的路了。

东大门是一个24小时营业的批发市场，夜间灯火璀璨，好像不夜城一样。东大门有专门销售水果、水产、真丝、棉织品、手工艺品的商场，也有销售时髦服装的商城。东大门的斗山商城因为就只有一栋大楼，因此很容易逛，观光客比较不会走丢，所以很多旅游团都安排逛这栋大楼。通常导游会在大楼一楼的出口等，观光客一出来就会看到导游。

因为旅游团回国<u>当天</u>，在机场免税店<u>停留</u>的时间<u>紧迫</u>，很多人都不能好好儿<u>选购</u>免税商品。所以旅行社通常会安排大家去逛<u>市内</u>免税店，这样大家可以<u>轻松</u>选购，<u>然后</u>回国当天可以在机场免税店的<u>提货处</u>提领。但是机场<u>提领</u>后，<u>千万</u>不能打开免税品"安全<u>防揭透明袋</u>"的包装，这样才能带上飞机。特别是<u>酒类</u>、<u>液体类</u>及<u>凝胶类</u>的东西，在到达<u>目的地</u>前都不要打开包装，<u>以免产生不必要</u>的麻烦。

快到仁川机场前，游客们的<u>手上常常还有很多</u>韩币<u>没花完</u>。而韩币拿回中国是不能<u>直接消费</u>的。如果旅游团还有一些时间，导游会带大家到机场附近的韩国<u>土特产品</u>店逛逛。大家可以为<u>家人</u>选购一些韩国<u>小食品</u>，将手中<u>剩</u>下的韩币<u>尽量花完</u>。走过不要<u>错过</u>，<u>难得</u>出国旅行，不买的话，<u>通常</u>回去以后都会<u>后悔</u>！大家应该<u>把握</u>购物机会。

1-3 其他服务 ┃ 기타 서비스

1. 괄호 안에 들어갈 단어를 보기에서 고르시오.

  1) 我皮包的拉链被(拉开)了。

  2) 所有公共场所全面(禁止)吸烟。

  3) 演出(过程)中不能拍照。

  4) 我觉得大家(难得)来韩国旅游。

2. 다음 단어를 올바른 순서로 배열하여 문장을 만드시오.

  1) 那我去外面抽好了。

  2) 请您快点把烟掐了。

  3) 我会马上告诉您。

  4) 我自己可以负责自己的安全。

4. 본문요약 빈칸 채우기.

客人的钱包不见了，导游要带他去<u>失物招领处</u>看看，但是客人说是被偷了，因为他皮包的<u>拉链</u>被拉开了。除了钱包不见，客人的护照也不见了。于是导游建议客人去警察局<u>报案</u>，拿到<u>遗失</u>证明，然后去中国<u>领事馆</u>办理新证。<u>另外</u>还要<u>赶快</u>打电话给银行把信用卡<u>挂失</u>。客人觉得<u>发生</u>这种事，真是<u>倒霉</u>！导游要客人别<u>着急</u>，他会协助他。韩国的中国大使馆<u>不管</u>办证的事，办证的事要去中国领事馆。而且领事馆不能<u>补办</u>新护照，只能补办旅行证。如果<u>手续齐全</u>的话，<u>加急件</u>一般一两天就<u>可以</u>了。另外中国领事馆不能<u>刷卡</u>，只<u>接受</u>韩币现金，去的人得<u>准备</u>一些韩币。

大家都到了，就<u>差</u>张小丽一个人。张小丽打电话给导游，她说她<u>走丢</u>了，她<u>找不到</u>那个国民银行。因为<u>招牌</u>都是韩文，张小丽看不懂也说不清楚，所以导游要她找个韩国<u>年轻人</u>，把电话给他，他问他比较快。导游要张小丽<u>留在原地</u>别动，他过去找她。

导游说今晚的自费行程是带大家去体验一下韩国人最喜爱的休闲活动『汗蒸幕』，这是一种韩式桑拿浴，大约2个小时。主要是透过高温使人体毛孔扩张，促进血液循环，排出汗水和体内的毒素。对缓解腰疼、肌肉痛有明显的疗效，所以可以解除这几天旅游的疲劳。导游觉得大家难得来韩国旅游，真的应该去试试韩国的洗浴文化。

韩剧里，韩国人去洗浴中心，头上用毛巾包的绵羊角，客人很想学。导游说那个很简单，首先把长毛巾三等分，折成长条形。再将两端像卷袖子一样，由里向外卷个几卷，依照个人头型的大小，调整长度。再将中间撑开，戴在头上就是绵羊角了。

来韩国观光，没看场秀，就好像是白来了一样。所以导游推荐大家去看看"乱打秀"。这是韩国人独创的打击乐表演，以厨房为背景，用锅碗瓢盆等厨房用具敲打出澎湃的节奏。看了，可以解除烦恼和压力。听不懂韩国话，也能看得懂这个表演，因为整个演出只有几句台词，都是用肢体语言在表演，不存在语言障碍。外国观众看演员的表情就能看明白。这个秀很精彩，很搞笑。有剧情，带点武术、魔术、幽默、特技，演员和观众有很多的互动，看过的人都觉得值回票价。几乎每个来韩国的外国人都不会错过这个表演。表演时间90分钟，绝无冷场，笑声不断，值得一看。

韩国规定，所有公共场所全面禁止吸烟。特别是在购物中心、公园、公交车站周边和学校附近，严格不让吸烟，违者将罚款10万韩元。

为了大家的健康，如果烟瘾上来了，只能配合韩国的规定，稍微忍耐一下。被抓到的话，不只客人要被罚款，连店家也会挨罚。外国人如果不交罚款，可能会限制出境，不让回国，非常严重！观光客得多多配合韩国的政策。

这次参加旅游团的一个客人，刚好有朋友住韩国。她说朋友自己要带她出去玩，她想脱团行动。导游说很抱歉，旅游团都是团体一起行动，不能自由行动。如果客人随便脱团行动，旅行社无法保障客人的安全。如果客人一定要脱团行动的话，需要写一张切结书给导游，表示客人自己担负脱团离队时的安全责任。

2-1 挂号 ▎접수, 수속

1. 괄호 안에 들어갈 단어를 보기에서 고르시오.

1) 请(跟)我来。

2) 我(时常)头痛。

3) 所以这次(特地)来韩国看病。

4) 我的爷爷是肝癌(去世)的。

2. 다음 단어를 올바른 순서로 배열하여 문장을 만드시오.

1) 我带您去搭电梯。

2) 我帮您挂神经内科。

3) 您需要填写一下初诊表。

4) 那您应该看神经内科。

4. 본문요약 빈칸 채우기.

第一次去医院看诊需要填写<u>初诊表</u>，上面要写你的基本资料，例如姓名、联络方式、婚姻状况等等。<u>病历</u>上要填写你以前得过什么重大的<u>疾病</u>，例如糖尿病、高血压<u>什么的</u>。"家族病历"是看看你的<u>直系家属</u>是否得过什么病。"病历"上还会问你是否<u>固定</u>服用什么药物，有没有对什么药物<u>过敏</u>。如果时常头痛，就<u>应该</u>看神经内科，指定要<u>专家门诊</u>会比较贵。

2-2 健康检查 ▎건강 검진

1. 괄호 안에 들어갈 단어를 보기에서 고르시오.

1) 其他的一个星期后会(寄)给您。

2) 我这次来韩国做健康检查(花)了很多钱。

3) 明天(做)健康检查需要空腹。

4) 今天我先带您去(量)一下血压。

2. 다음 단어를 올바른 순서로 배열하여 문장을 만드시오.

1) 请您去更衣室换衣服。

2) 现在我带您去抽血。

3) 那后天要做什么检查？

4) 当天就会出来。

4. 본문요약 빈칸 채우기.

基本综合体检<u>套餐</u>的检查需要<u>空腹</u>，过了晚上八点就不可以吃<u>东西</u>。做一些血常规和尿常规项目就得<u>抽血</u>和<u>验尿</u>。 腹部B超可以<u>发现</u>胆结石 、<u>脂肪肝</u> 、<u>肝硬化</u> 、<u>胰腺癌</u>。 心电图可以发现心肌肥厚、传导阻滞、心律失常等<u>异常症状</u>。 内视镜检查、照CT(断层扫描)属于<u>精密检查</u>。量血压要先脱掉外套，并且<u>坐好</u>。抽血的时候要握<u>拳头</u>，抽完血后，要<u>压住</u>棉球五分钟，不可以<u>搓揉</u>，<u>以免</u>造成血肿淤青。如果血肿淤青了，就先<u>冰敷</u>，24小时后再<u>热敷</u>。照X光时，要先去<u>更衣室</u>换衣服，并拿掉身上的金属饰品。虽然做健康检查会花很多钱，但是<u>与其</u>以后花大钱治病，<u>不如</u>现在花小钱做预防。

2-3 看牙科 ▌ 치과 진료

1. 괄호 안에 들어갈 단어를 보기에서 고르시오.

1) 因为您的牙松动得很厉害，所以不能(留)了。

2) 还有我丈夫牙齿(黑黑黄黄)的。

3) 因为您患了牙周炎，(所以)有两颗牙已经松动了。

4) 旁边的牙一定要坚固，(不然)会影响植牙的效果。

2. 다음 단어를 올바른 순서로 배열하여 문장을 만드시오.

1) 还有我缺了几颗牙齿。

2) 然后再让医生看牙。

3) 我最近牙齿有点儿疼。

4) 他想要牙齿美白。

4. 본문요약 빈칸 채우기.

缺了牙齿，得<u>植牙</u>。牙齿长得不好，得<u>矫正</u>牙齿。牙齿黑黑黄黄的，得<u>美白牙齿</u>。经过检查，患者患了<u>牙周炎</u>，牙齿已经松动了，得<u>拔除</u>。蛀牙得拔除<u>牙髓神经</u>，做<u>根管</u>治疗。蛀牙如果蛀得很厉害，无法用补的，就要镶<u>牙冠</u>。植牙平均一颗两百万韩币<u>左右</u>。植牙需要补骨粉的话，必须另外<u>收费</u>。植牙手术后，可以正常<u>进食</u>，也可以正常刷牙。拆线三个月后才能取模做烤瓷牙。牙齿的保健，最重要的是<u>定期</u>到医院检查及洗牙。具体的<u>情况</u>，我会请<u>中文咨询师</u>再详细给您介绍。

3-1 微整形美容咨询 ▌ 정형·성형 미용 상담

1. 괄호 안에 들어갈 단어를 보기에서 고르시오.

1) 我有点儿(担心)手术能不能成功。

2) 我们帮您(安排)的是正规医院。

3) 这家医院的手术(成功)案例众多。

4) 我看您(好像)有点紧张。

2. 다음 단어를 올바른 순서로 배열하여 문장을 만드시오.

1) 别人都以为我来韩国观光。

2) 我们快进去与院长咨询吧。

3) 他帮您看看您的咬肌。

4) 院长请您笑一笑。

4. 본문요약 빈칸 채우기.

短期来韩，只是做微创整形，都是一些小手术，做点儿局部麻醉，切口小，恢复很快。有些还不需要动刀，只用到针头或激光仪器。美容手术后，通常会给3~5天的抗生素和止痛药。很多人想要有一张明星脸，希望有高挺的鼻子，就做隆鼻手术。脸大想变小，就可以削下颚骨。第一次做双眼皮，用埋线法效果最好。取鼻翼的软骨垫鼻头，都是鼻子上的组织，相容性会更好，比较不会排斥。手术都是院长亲自主刀，他每天只有半个小时可以做咨询，所以有关具体的手术过程、恢复、价钱等等都是跟室长谈。

3-2 手术流程讨论 ▌ 수술과정 논의

1. 괄호 안에 들어갈 단어를 보기에서 고르시오.

1) 下午进大手术室做(全身)麻醉。

2) 手术后一直到(拆线)前都不能洗脸。

3) 我是这里负责(商谈)的咨询师。

4) 我觉得削骨挺(可怕)的。

2. 다음 단어를 올바른 순서로 배열하여 문장을 만드시오.

1) 您有什么不了解的吗？

2) 医院会给您开个整形证明。

3) 护士会帮您输止痛药。

4) 为什么要住院一天？

4. 본문요약 빈칸 채우기.

想要有明星一般的鼻子，那么鼻子就会做得比较高。通常会用硅胶垫鼻梁，用鼻翼的软骨垫鼻头。鼻子的伤口都在鼻腔里，外面完全看不到伤口。其实削骨手术是最不危险的，因为不用放入任何假体，没有排斥相容的问题，只是拿出来东西。但是这项手术对医生的技术要求比较高，而我们院长的技术在韩国算是一流的。只做眼睛、鼻子、下颚角的话，手术费和护理费一共是19500美金。做下颚角需要全身麻醉，所以手术前10小时就得开始不吃不喝。做眼睛的手术是局部麻醉，手术过程中医生会要求你张开、闭合。手术后，医生会在您的嘴里插两根管子排污血，护士会帮您输止痛药。要用药水漱口，因为口里有伤口，要防止感染。手术后3-4天都只能喝流质食物，一直到拆线前都不能洗脸。鼻子有淤血，得连续抽五天，超过回国日子的话，用吃药的也行，就是会消得慢一点，到时候院长会加开十天的消炎药给您。手术完后，脸还是很肿，海关认不出你是谁，医院会给您开个整形证明，您可以拿着那个证明回国。

Memo